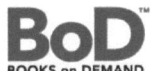

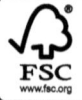

How is your light today?

Burnout-Prävention mit Hilfe einer positiven Ausstrahlung

Markus Hitzler, MBA (Health-Management)

Bibliografische Information der Deutschen Nationalbibliothek:

Die Deutsche Nationalbibliothek verzeichnet diese Publikation in der Deutschen Nationalbibliografie; detaillierte bibliografische Daten sind im Internet über http://dnb.dnb.de abrufbar.

Illustration: Markus Hitzler

Einband: Markus Hitzler

Herstellung und Verlag: BoD – Books on Demand, Norderstedt

ISBN: 978-3-7460-1571-2

Kontakt:

Markus Hitzler, MBA

Heiligenstädter Lände 15/14

1190 Wien

office@chair-relax.at

www.chair-relax.at

www.huna-touch.com

www.virtual-huna-touch.com

Inhalt

Vorwort 1

Die Geschichte hinter dem Buchtitel 3

Die Körper-Geist-Beziehung des Menschen 7

Salutogenese statt Pathogenese 11

Resilienz 13

Burnout konventionell beschrieben 14

Burnout aus Sicht der Körper-Geist-Philosophie 16

Sinngebung für das Leben – Ausstrahlung haben und zeigen 23

Unsere Strahlung erhöhen – der Ho'opono-Prozess 27

Die tägliche Praxis – Ausstrahlung leben 42

Das Ende des Tages ist versöhnlich 47

Der harmonische Lebensstil - Wie im Innen, so im Außen 54

Wichtige Momente im Leben 55

Leichtes Gepäck macht das Leben leichter 59

Will ich Veränderung, muss ich mein Verhalten verändern 72

Der biegsame Ast bricht nicht so schnell 74

Der stete Tropfen höhlt den Stein 79

Die objektive Realität ist ein unkreatives Konzept 82

Die Veränderungen aufgrund der Ausstrahlung...................................84

Ein paar Worte über den Einband 87

Danksagung...90

Kontakt...91

Bildnachweise 92

Literaturverzeichnis 93

Vorwort

Das konventionelle Krankheitsbild des Burnouts ist, in der heutigen Zeit, aus der westlichen Welt nicht mehr weg zu denken. Beobachten wir die wirtschaftlichen Entwicklungen und die Tendenzen, wie mit der „Ressource" Mensch in den letzten Jahren verfahren wird, so traue ich mir die Behauptung zu, dass der Burnout und all seine Ableger bzw. Auswirkungen bald eine Zivilisationskrankheit im großen Ausmaß werden wird.

Mir selbst lief es mehrmals kalt über den Rücken, als ich im Zuge der Recherche für dieses Buch, die Stufen des Burnout-Prozesses aus konventioneller Sicht (diesen werde ich später noch genauer erklären) durcharbeitete – ich musste mir selbst eingestehen, mich in den Verhaltensschilderungen eines Burnout-Kandidaten mehrmals wiederfinden zu können.

Nur, ist es notwendig, es so weit kommen zu lassen, dass wir der Summe dieser verschiedenen, negativen Verhaltensmuster, so viel Macht in unserem Leben geben, sodass wir uns als krank, im Sinne der konventionellen Medizin, bezeichnen müssen – als einen Burnout-Patienten?

ICH BEHAUPTE, NEIN!

Es ist möglich, die Krankheit zu vermeiden, indem wir uns einfach umdrehen und, sinnbildlich gesprochen, in die gänzlich andere Richtung gehen – indem wir unsere mentale und körperliche Gesundheit fördern, sodass diese Form der Krankheit niemals ausbrechen kann. So habe ich, trotz meiner zweifachen Selbstständigkeit und einem intensiven Privatleben, es auch immer wieder geschafft, mich vor diesem Krankheitsbild zu drücken. Dies alles mit den Methoden und Sichtweisen, die ich Ihnen in diesem Buch vorstelle.

Wenn Sie dieses Buch zu Ende gelesen haben, werden Sie sehen, dass es auch andere Wege gibt, als in diesen Crash zu schlittern, gleich wie viele Vorzeichen aus konventioneller Sicht, auf Sie zutreffen.

Markus Hitzler

Wien, Dezember 2017

Die Geschichte hinter dem Buchtitel

Um Ihnen die Geschichte, die sich hinter dem Buchtitel „How is your light today?" verbirgt, näher zu bringen und Ihnen auch gleich einen kleinen Ausblick auf die daraus entstehenden Inhalte dieses Buches geben zu können, will ich Ihnen kurz meinen eigenen Werdegang, allgemein und im Bereich der komplementären Therapien, schildern. Ich könnte natürlich auch gleich zur Sache kommen und mit der Geschichte beginnen – ich will Ihnen aber gerne auch die Hintergründe erklären, weshalb ich mich dazu befähigt fühle, Ihnen die folgenden Inhalte darzubringen und zu erläutern.

Ich bin 1981 im schönen Wien (Österreich) geboren und Großteils in Wien und Niederösterreich, in einer mittelständig, ausreichend gut situierten Familie aufgewachsen. Nach einer wirtschaftlichen Ausbildung, einer Zeit des intensiven Sporttreibens und später Unterrichtens im Tennisbereich, begann ich Aus- und Fortbildungen im Bereich der komplementären Methoden zu absolvieren. Schlussendlich schloss ich u.a. einen akademischen Grad im Bereich Health-Management, mit der Spezialisierung auf komplementäre Methoden ab. Für meine eigene Praxistätigkeit – ich betreibe seit 2012 eine naturheiltherapeutische Praxis in Wien – nahm ich einige Zwischenstationen in Philosophien und Methoden, bis ich schlussendlich bei der traditionellen hawaiianischen Medizin landete. Aus dieser arbeite ich einerseits in Form von ganzheitlicher Schmerztherapie, auf der Basis von ursprünglichen hawaiianischen Philosophien, gebe aber auch mein Wissen über mentale Techniken und die traditionelle hawaiianische Lebensanschauung an meine Klienten weiter. Dies mag für Sie auf den ersten Blick etwas konträr wirken – komplementäre physische Beeinflussung und mentale Unterstützung. So sind das konventionell gesehen völlig verschiedene medizinische Disziplinen – jedoch ist einer der Kernpunkte der hawaiianischen Heiltradition, dass die Trennung zwischen Körper und Geist nicht vorhanden ist. Körperliche Probleme beeinflussen den Geist und mentale Probleme wirken sich auf den Körper aus – ja viel mehr, liegen einem Großteil der konventionell betrachtbaren Krankheiten, Verhaltensmuster, also mentale Ungleichgewichte zugrunde. So muss sich zwangsläufig jeder seriöse Therapeut aus der traditionellen hawaiianischen Medizin, in beiden Disziplinen ausreichend zu Hause fühlen.

Aufgrund meiner derzeitigen Kernprofession, war es früher oder später unvermeidlich, sich Gedanken zu dem Krankheitsbild des Burnouts zu machen.

Da ich Erklärungsmodelle für Probleme und Gegenmittel für diese, gerne einfach mag und sie auch so zusammenstelle, habe ich danach getrachtet – zumindest aufgrund der traditionellen hawaiianischen Medizin – die Erscheinung des Burnouts und dessen Ursachen, auf ein zentrales hawaiianisches Konzept zu reduzieren, welches mit dem Buchtitel und der folgenden, einleitenden, alten hawaiianischen Philosophie – die Geschichte der Lichtschale - zusammenhängt.

Im altertümlichen Hawaii wurden Lebensphilosophien und Weisheiten in Form von Gebeten, Geschichten und Gesängen, von Generation zu Generation weitergegeben. So wurde auch die folgende Lebensphilosophie in manchen Familientraditionen, viele Jahrhunderte mündlich überliefert.

The bowl of light:

Jedes Kind besitzt, von Geburt an eine Schale, die perfektes Licht enthält. Schafft es der Mensch sich dieses Licht zu bewahren, so wird er mutig sein, intelligent, flexibel und gesund. Jedoch, jedes Mal, wenn der Mensch verärgert oder böse ist, fällt ein kleiner Stein in seine Schale und mindert damit das Licht. Licht und Steine können am selben Ort nicht existieren. Ist die gesamte Schale mit Steinen gefüllt, so ist der Mensch selbst zu Stein geworden – er ist hart, unerbittlich, starr in seinen Ansichten und ungesund. Möchte der Mensch kein Stein mehr sein, so

[5]

muss er die Steine aus seiner Schale schütten und sein Licht wird wieder zu strahlen beginnen.

Das Original dieser Geschichte finden Sie im Buch „Tales from the night rainbow".

Die Geschichte mag wohl esoterisch anmuten, jedoch zeigt sie uns eine Lebensweisheit auf, die zeitlos ist. Eine positive Ausstrahlung – hierfür ist die Lichtschale eine Metapher – ist das zentrale Konzept für unsere Gesundheit. Dies gilt auch, wie ich Ihnen in diesem Buch aufzeigen werde, für die Verhinderung des Krankheitsbildes namens Burnout.

Ich habe noch eine kleine, aber nette Tatsache zu der zuvor dargestellten Geschichte für Sie: Aufgrund dieser alten Erzählung fragen sich die Nachfahren der ursprünglichen Hawaiianer nicht „How are things going?", wenn sie sich treffen, sondern „How is your light today?" – Wie geht es Deiner Ausstrahlung heute?

Denn für diese Menschen ist dies ein zentraler Faktor für das Wohlbefinden jedes einzelnen Menschen. Nach diesem Vorbild ist der Buchtitel dieses Buches, in Ehrerbietung an diese Geschichte, von mir übernommen worden.

Die Körper-Geist-Beziehung des Menschen

Nehmen wir das Weltbild der hawaiianischen Heiltradition, so bringt sie die Körper-Geist-Beziehung sehr nüchtern auf den Punkt. Körper und Geist sind untrennbar und eng miteinander verbunden – unser körperlicher Zustand beeinflusst unser Gemüt und unser mentaler Zustand beeinflusst im großen Ausmaß unsere körperliche Gesundheit. Damit wir dieses realistische Weltbild akzeptieren können, müssen wir verstehen, dass unsere Intelligenz und unser Gedächtnisspeicher, sich nicht nur ausnahmslos auf unser Nervensystem, genauer auf unser Gehirn, beschränkt. Viel mehr hat jede Zelle unseres Körpers die Möglichkeit, Erfahrungen oder viel mehr unsere Interpretation dieser Erfahrungen, in Form eines eigenen Verhaltens, zu speichern. Weiter müssen wir akzeptieren, dass es – trotz aller Bemühungen der modernen Wissenschaft – Dinge auf dieser Welt gibt, auch wenn sie nur ganz klein sind, die wir nicht weiter zerteilen oder erklären können und wir als schöpferisch, wenn Sie so wollen göttlich, annehmen müssen. Diese Kräfte benötigen wir Menschen unterm Strich, damit Heilung entstehen kann. Diese Tatsache hat bereits Max Planck – der Begründer der Quantenphysik – in seinen Forschungen, vor mehr als hundert Jahren feststellen müssen.

Nun aber Schritt für Schritt – besprechen wir zuerst die Körperintelligenz. Auch wenn der Begriff im hawaiianischen anders lautete und auch nicht vollständig äquivalent ist, wollen wir an dieser Stelle mit dem Begriff des Unbewussten arbeiten.

Wir wissen, aufgrund der modernen Hirnforschung, dass wir nur rund 5 % unserer geistigen Kapazität für rationale gedankliche Prozesse nutzen. Dies bedeutet einerseits, dass in den verbleibenden 95 % alle unsere unwillkürlichen körperlichen Prozesse, wie unser Herzschlag, unsere Atmung, unsere Verdauung, usw. bearbeitet werden. Andererseits haben wir eine selektive Wahrnehmung in unserem Alltagsbewusstsein. Wir nehmen bewusst viel weniger Dinge in unserer Umgebung wahr, als was wir glauben – den Rest nimmt unser Unbewusstes auf. Da es unrealistisch ist, dass all diese Massen an Informationen, in unserem kleinen Gehirn, Platz finden, wird in Wirklichkeit auch unser Körper, ja jede einzelne Zelle, als Speicherplatz für Informationen genutzt.

Wie genau dies funktionieren kann, können wir heute, aufgrund der Forschungen von Candace B. Pert (Begründerin der Neuropsychoimmunologie) und Bruce Lipton (Begründer des Konzepts der neuen Biologie), ansatzweise verstehen.

Beide Wissenschaftler konnten beweisen, dass der Mensch auf seine Umwelt bzw. auf seine Interpretation dieser, sowohl geistig, als auch danach körperlich reagiert. Pert entdeckte die Botenstoff-Gruppe der Neuropeptide – von diesen sind heute mehr als 100 verschiedene Botenstoffe bekannt. Sie konnte beweisen, dass bei verschiedenen Emotionen, verschiedene Neuropeptide ausgeschüttet werden und durch diese, verschiedene Informationen in die Zellen des menschlichen Körpers gelangen.

Lipton hingegen konnte belegen, dass die menschliche Zelle in erster Linie auf ihr Umfeld reagiert und die DNA mit dem Konzept der genetischen Vererbung, lange nicht so viel Relevanz für den gesundheitlichen Zustand des Menschen hat, wie bisher angenommen. Bedenken Sie bitte, dass bei jedem Menschen nur ein sehr kleiner Teil, seiner DNA aktiv ist. Welcher dies ist, bestimmen wir Menschen durch unser eigenes Verhalten, dass wir aufgrund unseres Umfeldes gelernt haben.

Wollen wir die zuvor gegebenen Ausführungen zusammenfassen, so können wir feststellen, dass der Mensch ein Produkt seiner bisherigen Erfahrungen im Leben, dessen Interpretation dieser und seinem daraus resultierenden Verhalten ist. Unsere Gedanken und unser geistiger Zustand formen früher oder später unseren körperlichen Zustand – sowohl positiv, als auch negativ – sowohl im gesunden, als auch im kranken. Anders sind unsere Gedanken auch unsere absolut eigene Entscheidung – es steht uns immer frei, was wir über Dinge denken.

Hierin spielt auch die Relation von Vergangenheit, Zukunft und Gegenwart eine große Rolle – wo leben wir und aufgrund von welchen Aspekten, interpretieren wir aktuelle Erlebnisse. Mehr hierzu führe ich für Sie aber erst im Kapitel „Wichtige Momente im Leben" aus.

Das Schöpferische können wir, wie zuvor bereits angedeutet, aufgrund der Quantenphysik erklären. Max Planck konnte mit seinem Konzept der Wirkungsquanten aufzeigen, dass jede Materie – so auch der menschliche Körper – aus mehr oder weniger verdichteten Photonen (also Licht) besteht, die sich in Schwingung befinden. Hierbei ist das Wirkungsquantum der Bereich, der überbleibt, wenn wir einem Photon, seine Schwingungsfrequenz wegnehmen. Die Summe aller Wirkungsquanten eines Körpers wird auch Nullpunktenergiefeld bezeichnet und ist das Energiepotential, dass ein Körper hat, obwohl jegliche veränderbare Energie entfernt wurde. Nach dem heutigen, elementarphysikalischen Stand der Dinge, ist dieses besagte Wirkungsquantum nicht mehr weiter unterteilbar oder genauer Erklärbar. Es scheint so, als würde es jegliche Baupläne an Informationen enthalten, wie die jeweilige Materie im perfekten

Zustand auszusehen hat. Sie ist – laut Max Planck – als schöpferisch anzusehen.

Wie Sie aufgrund meiner Ausführungen erkennen können, sind Körper und Geist, eng miteinander Verbunden – ja, sie bedingen sich viel mehr gegenseitig.

So ist es auch nicht verwunderlich, dass bei psychischen Erkrankungen, wie dem Burnout-Syndrom, körperliche Befindlichkeitsstörungen vorkommen, bzw. diese auch schon im Frühstadium bereits anzeigen. Hierzu aber mehr im Kapitel „Burnout konventionell beschrieben".

Salutogenese statt Pathogenese

Um uns wirklich mit der Prävention des Burnout-Syndroms beschäftigen zu können, sollten wir uns vom konventionellen, pathogenetischen Ansatz der Medizin, hin zu einem komplementären, salutogenetischen Ansatz bewegen.

Während sich nämlich die Pathogenese mit der Frage beschäftigt, wie sie Krankheiten vermeiden oder beseitigen kann, vertritt die Salutogenese einen reizvolleren Ansatz im Bereich der Prävention: Sie ist die wissenschaftliche Herangehensweise an die Frage, wie Gesundheit entsteht oder erhalten werden kann. Der daraus resultierende, große Unterschied zwischen den Konzepten ist, dass die

Pathogenese, krankheitsorientiert ist. Hingegen rückt die Salutogenese den Menschen in den Mittelpunkt des Geschehens. Dies ist für mich der wünschenswertere Ansatz in dem vorherrschenden Kontext, da wir ja auch den Menschen gesund erhalten wollen, und uns nicht mit der Krankheit herumschlagen wollen.

Unter dem Blickwinkel der Salutogenese konnte man feststellen, dass eine gewisse harmonische Lebenseinstellung und gute Grundwerte des Menschen notwendig sind, um ihn gesund zu erhalten und einen Wiederstand gegen die Widrigkeiten des Lebens zu entwickeln.

Weiter prägt die Salutogenese den Begriff des Gesundheits-Krankheits-Kontinuums: Dieses besagt, dass Krankheit und Gesundheit keine Zustände sind, die mit einem Augenblick vorhanden sind, oder nicht. Das gesundheitliche Leben ist ein ewiger Prozess, in dem die zwei Werte – Gesundheit und Krankheit – theoretische Endpunkte darstellen, die man einerseits nie ganz erreichen kann (völlige Gesundheit gibt es in keinem Menschen), andererseits vermeiden will (völlige Krankheit – dies wäre dem Tod gleichzusetzen).

Wenn wir später den Prozess des Burnouts, in konventioneller Sicht, betrachten, wird uns diese Betrachtungsweise des Faktors Gesundheit und Krankheit als Prozess noch viel besser verständlich werden.

Resilienz

Der Begriff der Resilienz beschreibt die Theorie, weshalb Menschen eine gewisse Widerstandskraft gegen schwierige Zeiten im Leben entwickelt haben. In erster Linie geht es bei der praktischen Umsetzung dieses theoretischen Konstrukts darum, Verhaltensmuster und eigene Methoden zu entwickeln, die Probleme von einem abprallen lassen. Es geht darum, innere Stärke und eine Sinnhaftigkeit für Situationen im Leben zu entwickeln.

Sieht man sich im Bereich der einschlägigen Fachliteratur zum Thema der Burnout-Prävention um, so sind die Konzepte und Methoden, die mit der Resilienz verwoben sind, in der heutigen Zeit die großen Player, in diesem Zusammenhang.

Mit Sicherheit gibt es einige Überschneidungen des Konzepts der Resilienz, mit den Philosophien, welche ich Ihnen in diesem Buch vorstellen werde. Dies ist auch nicht verwunderlich, da dieses Konzept genauso wie das Konzept der positiven Ausstrahlung nur ein weiterer Weg zum Gipfel namens Gesundheit ist – verschiedene Wege kreuzen sich in diesem Zusammenhang manchmal.

Ich möchte auch mit der Darstellung meines Konzepts nicht behaupten, dass andere Systeme, die anders verfahren, schlecht sind – Methoden sind immer dann gut, wenn sie für die jeweilige Person wirken und sie für diese sinnhaft erscheinen.

Burnout konventionell beschrieben

Obwohl das Krankheitsbild des Burnouts in der konventionellen Medizin, in dem letzten Jahrzehnt, immer mehr an Bedeutung gewinnt, ist die Beschreibung des Krankheitsbildes sehr vage. Um es kurz und bündig auf den Punkt zu bringen, bedeutet es ein Burnout zu haben, ausgebrannt zu sein. Kommt das Burnout aus dem beruflichen Leben, so könnte man sagen, dass man überarbeitet in einer speziellen Art und Weise ist. Durch diese Art der Überlastung, entsteht ein mehr oder weniger starker Verlust von Fähigkeiten und Fertigkeiten, beim Betroffenen. Weiter akzeptiert die konventionelle Medizin, dass das Burnout kein plötzlich auftretender Krankheitszustand ist, sondern viel mehr ein langfristiger Verlauf, der sich schleichend aufbaut. Zentral bei diesem schleichenden Verlauf, sind Probleme, die Anforderungen im Leben meistern zu können.

Für diesen schleichenden Verlauf des Burnouts, hat die konventionelle Medizin, ein 12-Stufen-System entwickelt, mit dessen Hilfe man erkennen soll, wie gefährdet man für einen Zusammenbruch ist. Ich will Ihnen an dieser Stelle nicht ausführlich die konventionelle Sicht auf das

[14]

Burnout darstellen – hierfür gibt es genügend Werke von Schulmedizinern, die in der Darstellung aus dem konventionellen Blickwinkel, bei weitem versierter sind. Jedoch sind die Symptome, die in dem Stufen-System beschrieben werden, auch für meine Zwecke sehr aufschlussreich.

In den ersten Stufen des Systems wird geschildert, dass die betroffene Person einen unnatürlichen Ehrgeiz in einem Bereich ihres Lebens entwickelt – die Person reißt jegliche Verantwortung und alle Tätigkeiten an sich. Dies geht so weit, dass andere Lebenswelten (Beziehung, Familie, Hobbys) zu kurz kommen. Mit der Zeit reagiert die Person unemotional und gedankenlos in den Bereichen, die ihr egal sind – und diese Bereiche werden mit dem Fortschreiten der Problematik immer mehr. Sie verleugnet diese Problematiken aber auch. Der Mensch wird immer mehr zum Einzelgänger und schottet sich immer mehr von seinem Umfeld ab. Er flüchtet sich auch gerne, als Ablenkung, in diverse Süchte, wie Shoppingsucht, Esssucht, oder andere Süchte. Unternimmt man nichts gegen dieses Verhalten, kann es sein, dass bald jegliche Tätigkeiten für den Betroffenen, subjektiv zum Zwang werden – er hat das Gefühl, dass er sein Leben nicht mehr selbst bestimmt. Er fühlt sich zunehmend ausgelaugt und leer – Angst, Panikattacken und Depressionen setzen eventuell ein. Hieraus folgt sowohl körperliche, als auch geistige Erschöpfung – der Körper beginnt beispielsweise mit

[15]

Blutdruckschwankungen und sonstigen kleineren oder größeren Befindlichkeitsstörungen, Warnsignale auszusenden. Schlussendlich kommt der völlige körperliche und geistige Zusammenbruch – das Burnout ist in seinem Endstadium.

Selbstverständlich ist die obere Schilderung nicht eins zu eins für jeden Burnout-Gefährdeten gleich – jeder Mensch hat in diesen Stufen individuelle Ausprägungen – manche Dinge widerfahren ihm gar nicht und andere Aspekte sind stark ausgeprägt. So stelle ich mit meiner Schilderung, keinen Anspruch auf Vollständigkeit – ich wollte Ihnen nur einen kurzen Einblick geben, wie das Burnout-Syndrom allgemein beschrieben wird.

Im Laufe dieses Buches werden Sie auch in meinen komplementären Ausführungen, einige Tatsachen, aber auch einige Erklärungen für das oben beschriebene Verhalten der betroffenen Person finden.

Burnout aus Sicht der Körper-Geist-Philosophie

Die fundamentale Philosophie der Mind-Body-Medizin ist, dass sich sowohl mentale Probleme, negativ auf den Körper auswirken, als auch körperliche Befindlichkeiten, unseren psychischen Zustand beeinflussen. Diese Verbindung entsteht durch das Wechselspiel von Emotion und körperlicher Reaktion, auf Reize innerhalb unserer

Gedanken, aber auch durch äußere Reize. Genauso wie die Trennung von Körper und Geist illusorisch ist, ist auch die Trennung unseres Innenlebens – also unserer Gedanken, Gefühle und Emotionen – mit der Außenwelt unmöglich.

Der gesunde Mensch nimmt in jedem Bruchteil seines Lebens, unzählige Reize wahr – bewusst oder unbewusst – und bewertet die bewussten Reize mit Emotionen und rationalen Gedanken.

Nehmen wir das Krankheitsbild des Burnouts können wir daher aus Sicht einer Körper-Geist-Beziehung sagen, dass der Mensch mehr oder weniger müde geworden ist, Emotionen zu verarbeiten bzw. diese zu haben.

Wie kann dies nun passieren – sind doch Emotionen wie Angst, Wut, Trauer, usw. – essentielle Dinge, die das Menschsein ausmacht?

Die konkreten Gründe für den einzelnen Betroffenen können vielfältig, sogar besser gesagt, individuell sein. Verallgemeinern können wir nur, dass es wohl mit einer speziellen Form der Reizüberflutung, in Kombination mit einer mehrheitlich negativen Interpretation dieser Reize zu tun hat. Oft reicht es schon aus, die Tatsache als negativ zu interpretieren, dass so viele Reize auf einmal auf jemanden einprasseln und man mit der Verarbeitung der Eindrücke nicht nachkommt, auch wenn die Reize für sich einzeln gesehen, durchaus positiv sind. Dies kann ziemlich viel Stress erzeugen, da die bewusste Verarbeitung von Reizen mehr oder weniger singulär und nicht parallel passieren kann – wenn ein Reiz nicht verarbeitet ist und bereits ein nächster Reiz auf einen einprasselt, so erzeugt dies einen Verarbeitungs-Hick-Hack, wie ich Ihnen anhand eines schematischen Verarbeitungsprozesses unseres Nervensystems veranschaulichen kann:

Die Verarbeitungsstelle für jegliche Reize, die der Mensch bewusst wahrnimmt, ist das Gehirn. Grob kann das Gehirn – und für unsere zweckmäßige Darstellung so auch ausreichend - in 3 Teile unterteilt werden: Reptiliengehirn, limbisches System, Kortex.

Jeden Reiz, den wir Menschen bewusst wahrnehmen, bearbeiten wir in allen diesen 3 Teilen unseres Gehirns. Lassen Sie mich die Sache anhand eines Beispiels erklären: Sie gehen auf einem Fußgängerübergang über die Straße. Plötzlich rast ein Auto auf Sie zu – was passiert nun genau. Zuerst wird der wahrgenommene Reiz (das schnelle Auto) vom Reptilienhirn aufgenommen – sofort steigen Ihr Blutdruck, Ihr Puls und Ihre Muskelspannung. Sollte Ihr Reptiliengehirn entscheiden, dass die Situation lebensbedrohlich ist, dann würde es Sie sofort zur Flucht oder zum Kampf gegen das Auto bewegen. Aus diesem unbewussten Verhalten kommt der bekannte Begriff des Flucht- oder Kampf-Reflexes. Aufgrund der Bewertung des Reptiliengehirns, macht danach Ihr limbisches System weiter mit der Reizverarbeitung und erzeugt eine Emotion. Diese entsteht aus der aktuellen Situation, und dem Erlernten aus bisherigen Erfahrungen in Ihrem Leben. Da Sie wahrscheinlich bereits gelernt haben, dass Autos, die auf Sie zurasen potentiell gefährlich und stärker als Sie sind, wird eine negative Emotion, wie z.B. Angst entstehen. Nach dieser Bewertung, kommt Ihr Kortex zum Zug. Er wird die Situation rational bewerten, und sollten Sie entscheiden, dass das Auto rechtzeitig stehen bleiben kann und keine Gefahr für Sie darstellt, dann wird der Kortex ein beruhigendes Signal an ihr limbisches System und an das Reptiliengehirn senden. Kniff bei der Sache ist, dass immer alle 3 Teile bei jedem Reiz, den wir bewusst wahrnehmen, involviert sind und auch immer jeder Bewertungsprozess von innen nach außen und danach zur Bereinigung von außen nach innen durchlaufen werden muss.

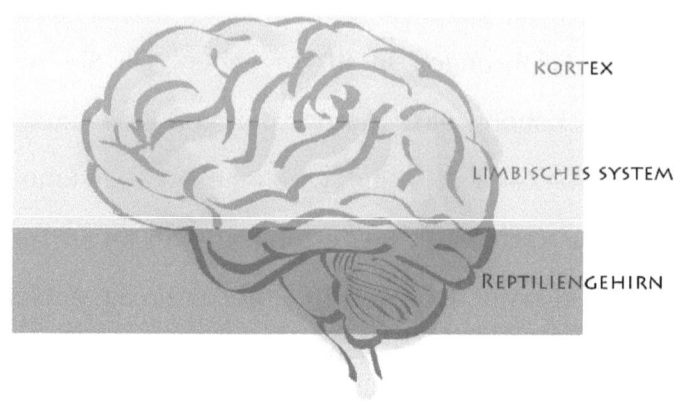

KORTEX

LIMBISCHES SYSTEM

REPTILIENGEHIRN

Lassen Sie mich bitte das Auto als eine allgemeine Metapher für einen Reiz irgendeiner Art verwenden. Im Prinzip ist alles gut, wenn Sie bei unserer zuvor beschriebenen Situation auf die nächste Fahrspur gesprungen sind, weil ihr Reptiliengehirn sie ohne viel nachzudenken dazu veranlasst hat. Nun kommt die Emotion nach dem Reflex und nochmals danach die rationale Bewertung, dass die Gefahr vorbei ist.

Was ist aber los, wenn, bevor Sie sich beruhigen konnten, schon das nächste Auto, auf der nächsten Fahrspur auf Sie zurast – und das Nächste auf der Nächsten – und das Nächste auf der Nächsten, usw. Irgendwann werden sie völlig hektisch zusammenbrechen.

Natürlich können Sie einwenden, dass die beschriebene Situation nicht alltäglich ist, oder in Ihrem Leben sogar sehr wahrscheinlich nie vorkommen wird. Da gebe ich Ihnen völlig Recht – aber sehen Sie diese Phantasie doch bitte als Sinnbild für das reale Leben. Denn in Wirklichkeit ist die Situation – aus der Perspektive unseres Reptiliengehirns – völlig zutreffend. Dieser Bereich unseres Gehirns ist nämlich sehr einfach und kennt nur Schwarz oder Weiß, in der Bewertung von Situationen. Es kann nur zwischen Gefahr, oder nicht Gefahr unterscheiden – es macht also keinen Unterschied, ob nun ein Auto auf Sie zu rast, oder ob zum Beispiel der Supermarkt vor Ihrer Nase zusperrt, obwohl Sie noch dringend Einkäufe erledigen müssen.

Sprich, Reiz ist Reiz, unterschieden wird nur in positiv oder negativ und jeder Reiz ist gleich intensiv und bedeutend. Konstant negativ interpretierte Reize, erzeugen konstanten Stress für einen Menschen, was sich weiter auf unser autonomes Nervensystem auswirkt. Dies ist der Teil unseres Nervensystems, den wir nicht willentlich und direkt beeinflussen können und der unsere inneren körperlichen Funktionen, wie Herzschlag, Atmung, usw. steuert. Dieser Teil unseres Nervensystems wird in Sympathikus und Parasympathikus unterteilt. Der Sympathikus wird durch die Interpretation des Reptiliengehirns aktiviert, wenn es einen negativen Reiz wahrnimmt. Diese Aktivierung hat zur Folge, dass der Sympathikus unseren Körper in

Alarmbereitschaft versetzt. Dadurch schaltet er unsere Verdauung, aber auch unser Immunsystem, ab – sprich unser innerer Arzt, unser Immunsystem, wird in Zwangsurlaub geschickt. Haltet dieser Zustand längere Zeit an, so können sowohl mentale, als auch körperliche Krankheitsbilder entstehen. Der Parasympathikus hingegen wird aktiviert, wenn wir in einem entspannten Zustand sind, bzw. wir uns nach einer Stresssituation wieder gänzlich beruhigt haben. Dieser aktiviert unsere Verdauung und unser Immunsystem. Aufgrund des zuvor erwähnten Kampf-Flucht-Reflexes unseres Reptiliengehirns und der Tatsache, dass alle negativen Reize prinzipiell als lebensbedrohlich eingestuft werden, ist die Aktivierung des Sympathikus sehr sensibel und schnell. Hingegen, ist die Aktivierung des Parasympathikus viel langsamer und zeitverzögert.

Irgendwann, wenn der Geist des Menschen zu viel von negativen Reizen und negativen Emotionen hat und kein Gegenmittel zum umprogrammieren seiner Interpretationen findet – davor gab es natürlich genug Warnsignale, auch körperlicher Art, die wir im vorigen Kapitel bereits kurz erwähnt haben – schaltet das Unbewusste des Menschen, das System bis zu einem gewissen Grad einfach ab. Das Unbewusste will keine Emotionen mehr sehen, die es unweigerlich auf Reize geliefert bekommt – es verarbeitet sie einfach nicht mehr, und geht in allgemeinen Streik.

Das Resultat daraus ist das absolute Chaos – der Mensch wirkt wie ein lebender Roboter, der gedankenlos seine Tätigkeiten vollzieht und früher oder später kommen ernstzunehmende körperliche Befindlichkeitsstörungen hinzu – alles unter dem Gesichtspunkt, dass man davor nicht einlenkt und etwas gegen die Problematik tut.

Hierzu muss man die Problematik jedoch auch erkennen. Viele Menschen, gerade sehr konkurrenzorientierte Menschen – davon gibt es ja leider doch jede Menge in der heutigen Zeit – können sich Probleme, die sie selbst haben, nicht eingestehen und erzeugen hierfür, ganz unbewusst einen blinden Fleck in ihrer Eigenwahrnehmung. Erst wenn ihnen das Problem förmlich an die Gurgel springt, sie andere Menschen auf ihr ungewöhnliches Verhalten hinweisen und ihnen Hilfe anbieten, können sie diesen Aspekt ihres Lebens erkennen und um Hilfe bitten.

Sinngebung für das Leben – Ausstrahlung haben und zeigen

Betrachten wir die letzten Jahrzehnte, sowohl in der wissenschaftlichen, als auch technologischen Entwicklung, so ist es beeindruckend, welche großen Fortschritte die Menschheit gemacht hat. Die Kehrseite der Medaille ist jedoch der, oft sehr unachtsame, eigene Lebenswandel der

Menschen und all seine Auswirkungen auf die Natur, der in der Weltbevölkerung – vor allem in den Industriestaaten, entstanden ist.

Einige Menschen in der westlichen Welt denken hochintellektuell und teilweise vollbringen sie auf der Basis ihrer Überlegungen, kognitive Höchstleistungen. Jedoch gibt es auch viele Menschen, die in einem gedanklichen und materiellen Hamsterrad, tagein, tagaus, gefangen sind – sie handeln teilweise wie gedankenlose, lebendige Maschinen. Verstärkt wird das Ganze, durch einen gewissen Konsumzwang, den sich die Menschen Großteils selbst auferlegen – dieser wird jedoch etwas später in dem Buch genauer behandelt.

Fakt ist, dass viele Menschen, sinnbildlich gesprochen, ihr Leben lang nur leichte Kost zu sich nehmen. Sie unterhalten sich mit aufregenden Dingen, wie Aktion-Urlauben, High-Society-Events, tollen Spielzeugen wie schnellen Autos, usw. – dies artet oft in das Konsumsuchtverhalten aus, das in den konventionellen Burnout-Stufen beschrieben wird. Damit sie all diese glänzenden Dinge haben können, brauchen Sie verhältnismäßig viel Geld und zwingen sich auf freudlose Art und Weise, einen Job zu machen, ohne bei diesem jemals in eine tiefere Bedeutung ihrer Tätigkeit einzusteigen. Wie Sie sehen können, ist dies eine Negativ-Spirale, die sich immer weiter nach unten dreht – einerseits will man sein oft unbefriedigendes Arbeitsleben mit dem Konsum von

Luxusgütern überdecken. Andererseits, um dies aber weiter tun zu können, benötigt man das Geld aus seinem unbefriedigenden Job. Wir haben also eine gegenseitige Abhängigkeit, die sich gegenseitig immer weiter verstärkt. Die Arbeitstätigkeiten interessiert die Menschen oft nicht – sie interessieren die glänzenden Dinge – doch sind diese Dinge auf Dauer wirklich sinnerfüllend und befriedigend, oder brauchen wir immer wieder mehr neue und glänzende Dinge, um unseren Gemütszustand bei Stange zu halten? Dies alles ist ein perfekter Nährboden für vorwiegend psychische Krankheitsbilder, wie das Burnout-Syndrom.

Ich finde, habe es auch so aus diversen verschiedenen komplementären Heiltraditionen erfahren dürfen und bin selbst damit immer wieder gut gefahren, dass man sich manchmal im Leben schwere Kost – wieder sinnbildlich gesprochen – einverleiben sollte, damit man sich selbst gewisse Sinnfragen und Fragen über Hintergründe im Leben beantworten kann. Dies führt zwar nicht dazu, dass man nur gute Zeiten im Leben hat, aber man hat die Chance, schwierigen Zeiten nicht als hilfloses Opfer, sondern als ebenbürtiger Gegner entgegen zu treten.

Sie müssen akzeptieren, dass die meisten Dinge, die Sie im Leben machen, nicht Sie selbst an Ihrer Basis sind. Sie sind nicht die berufliche Tätigkeit, die Sie machen – auch wenn Sie diese sehr lieben sollten, was natürlich mehr als positiv und ein Weg in die richtige Richtung ist. Sie selbst sind auch nicht der Status oder das Amt, dass Sie in einem Verein, oder in ihrer kirchlichen Gemeinde bekleiden. Sie selbst sind in Wirklichkeit nicht einmal ein guter Vater oder gute Mutter, auch wenn Sie die besten Eltern dieser Welt sein sollten.

Nein, das sind alles nicht sie selbst – das sind alles Rollen, die Sie spielen. Es ist ihre freie Wahl, welche Rollen Sie im Leben einnehmen. Jedoch Sie sollten sich immer der Konsequenzen dieser Rollen bewusst sein, bevor sie diese annehmen, oder zumindest nicht gedankenlos in Rollen schlüpfen. Auch die Konsequenzen, die daraus entstehen, mit welcher Qualität Sie ihre Rollen spielen, sind wichtig. Denn das Wichtige im Leben ist nicht, was Sie tun, sondern das WIE SIE ES TUN.

Bedenken Sie bitte, dass gerade in der westlichen Welt, Interessen und Verhalten der Menschen im großen Ausmaß angelernt sind. Unsere Eltern entscheiden von frühester Kindheit, nur zu oft, über unsere Vorlieben, unsere schulische Laufbahn und lehren uns strikt, was – in ihren Augen – falsch oder richtig ist. Vielleicht trifft dies alles aber später für den Betroffenen gar nicht zu – und seine Interessen und sein Verhalten wären ganz anders geworden, wenn man ihn als Kind nur gelassen hätte. So ist es nicht verwunderlich, wie freudlos die Menschen oft ihrer Arbeit nachgehen, weil sie diese oft gar nicht wirklich interessiert.

Gleich, ob Sie nun Chirurg oder Zeitungsverkäufer sind – es geht darum mit welcher Liebe, Freude und Empathie Sie an ihre Berufung herangehen. Es geht dabei darum, in allen unseren Tätigkeiten im Leben, positive und kraftvolle Ausstrahlung zu zeigen.

Dies bringt unseren Mitmenschen etwas – nämlich Vertrauen in uns – und uns selbst, da einerseits unsere Mitmenschen mit uns leichter in Übereinstimmung sind, wenn wir Positives ausstrahlen. Andererseits fördern wir durch eine positive Ausstrahlung unsere Gesundheit.

Ausstrahlung wieder zu erlangen und diese zu zeigen ist im Prinzip relativ einfach – es erfordert lediglich wahres Interesse daran und sonst wenige Mittel. Im Grunde benötigen Sie ihre Gedanken, ihre Atmung und eine ausgeglichene Art und Weise, durch ihr Leben zu gehen.

Unsere Strahlung erhöhen – der Ho'opono-Prozess

Fassen wir kurz die Erkenntnisse aus den vorigen Kapiteln zusammen. Immer wenn Sie ein Erlebnis haben, das Sie mit einer negativen Emotion verbinden, wird ihr Körper und ihr Geist ein wenig härter – Sie werden immer mehr „zu Stein", sofern Sie solche negativen Erfahrungen nicht aufarbeiten und neutralisieren. Sogar noch viel schlimmer ist, dass Ihre

Interpretation von aktuellen Erlebnissen, auf ihren bisherigen subjektiven Erfahrungsschatz basiert. Haben Sie viele negative interpretierte Erlebnisse in sich gespeichert und diese nicht aufgearbeitet, so werden neue Erlebnisse verhältnismäßig leichter negativ interpretiert – Sie wären dann umgangssprachlich ein Schwarzmaler oder Pessimist.

Diese geistige und körperliche Härte, die durch dieses Verhalten entsteht macht Sie immer anfälliger für Krankheiten, sowohl körperlicher als auch geistiger Natur. Ein Mensch der immer härter wird, wird gleichermaßen immer kraftloser – irgendwann schaltet er auf Sparmodus, sowohl emotional als auch in seiner Aufmerksamkeit. Dies nennen wir dann schulmedizinisch ein Burnout-Syndrom. Die Tatsache, dass Menschen, die sowohl geistig als auch körperlich inflexibel sind, kraftlos sind, lässt sich sehr gut mit der Quantenphysik erklären. Diese zeigt auf, dass Materie im Ausmaß ihrer Festigkeit auch Energie bindet, welche für die jeweilige Materie nicht frei verfügbar ist. Ein Gas ist beispielsweise flexibler und hat mehr freie Kraft verfügbar, als Holz – dieses hat zwar auch Energie gespeichert, jedoch ist sie nicht so frei verfügbar – sie muss zum Beispiel durch Verbrennung des Holzes, also Umwandlung des Holzes, freigesetzt werden.

Kommen wir zurück zum menschlichen Körper: Beobachten Sie einmal Menschen, die körperliche Probleme haben. Sie haben Spannungen in irgendeiner Form in ihrem Körper, die ihnen die Lebenskraft bindet – sie wirken und sind kraftlos. Gleichermaßen können Sie Menschen mit mentalen Problemen befragen – sehr wahrscheinlich haben Sie viele Verspannungen. Deshalb wird konventionell betrachtet, sowohl bei Depressionen als auch beim Burnout-Syndrom, eine regelmäßige Massage als sehr hilfreich empfunden.

Damit Sie präventive Gesundheitsförderung, in Form von Selbsthilfe betreiben können, ist es aber einfacher, mit mentalen Techniken zu arbeiten, die es ihnen ermöglichen, ihre harten Bereiche in ihrem Körper erst gar nicht entstehen zu lassen, bzw. wenn sie schon entstanden sind, sie wieder zu erweichen. Mentale Techniken sind leichter für sich selbst anzuwenden, als andere Methoden, für die man spezielle Räumlichkeiten, Geräte, oder Therapeuten benötigt.

Erinnern Sie sich bitte – nach der alten Lichtschalen-Metapher können Steine (sprich Spannungen) und Licht (sprich positive Ausstrahlung) nicht gleichzeitig in einem Menschen existieren.

Die erste Aufgabe in unserem einfachen, präventiven Gesundheitsprogramm wird also sein, unsere Steine aus unserer ganz persönlichen Schale zu entfernen, damit wir wieder mehr richtige Ausstrahlung haben und gesünder sein können.

Nun können Sie natürlich einwenden, dass es genug Manager oder Führungskräfte gibt, die augenscheinlich eine tolle Ausstrahlung haben und von heute auf morgen, mit einem Burnout-Syndrom außer Gefecht gesetzt sind. Dazu habe ich eine sehr interessante Theorie. Wir Menschen lernen von klein auf, aufgrund unserer Erfahrungen mit anderen Menschen. So haben viele Menschen auch gelernt, dass andere Menschen leichter die Dinge tun, die sie wollen, wenn sie eine gute Ausstrahlung haben. Viele Manager haben dies, trotz ihrer bereits angesammelten Steine bewahrt – sie spielen in ihrer Rolle u.a. eine positive Ausstrahlung vor, ohne diese in ihrem Inneren auch wirklich leben zu wollen. Diese Menschen verkaufen sich einfach gut.

Beobachten Sie einmal ihre Mitmenschen – wenn Sie genug Interesse für den Unterschied zwischen wahrer, positiver Ausstrahlung und gespielter Ausstrahlung haben, so werden Sie sehr bald ziemlich feine Antennen dafür entwickeln, welcher Mensch Ihnen etwas vormacht und welcher Mensch in einem wirklich positiven Gemütszustand ist.

Ich persönlich erkenne es an folgenden Unterschieden am Verhalten von Menschen – diese Auffälligkeiten müssen aber für Ihre Beobachtungen nicht zwingend zutreffen – alle Antennen der einzelnen

Menschen, empfangen etwas andere Dinge bzw. wir interpretieren die empfangenen Dinge etwas anders.

Woran erkenne ich Schauspieler der Strahlung und woran echte Strahler?

Schauspieler zeigen oft folgende Eigenschaften:

1. Diese Menschen nutzen die positive Ausstrahlung prinzipiell um ihre eigenen Ziele zu verwirklichen – Tätigkeiten ohne Eigennutzen gibt es nicht.
2. Sie sind meistens laut und spielen sich gerne in den Mittelpunkt, damit sie ihre Ziele an den Mann bringen können. Dabei lassen Sie andere Meinungen nicht gelten.
3. Man merkt, wenn man mit diesen Menschen persönlich, unter vier Augen spricht, dass ihr innerer Gemütszustand, ihr äußeres Verhalten und ihre Aussagen nicht zusammenstimmen. Sie Schauspielern um ihre Ziele durchzusetzen. Sie lächeln beispielsweise während sie etwas Unangenehmes mit Ihnen besprechen.
4. Diese Schauspieler haben einen ewigen Konkurrenzgedanken und müssen sich vor anderen Menschen mit ihren Titeln und Können profilieren.

5. Zu guter Letzt sieht man auch oft, dass solche Menschen nur in einzelnen Bereichen ihres Lebens glänzen können. Sind sie aus ihrer Rolle und fühlen sich unbeobachtet, verschwindet die positive Ausstrahlung schlagartig.

Menschen mit wahrer Ausstrahlung sind besonnen und denken nach, bevor sie sprechen. Konflikte werden nur ausgetragen, wenn dies wirklich notwendig ist – sie wissen, dass ewige Konkurrenz jedem schadet – ihnen selbst und ihren Mitmenschen. Diese Menschen haben nicht das Bedürfnis, ständig im Mittelpunkt zu stehen – sie sprechen weise, wenn sie gefragt werden, oder sie sehen, dass sie benötigt werden. Sie glänzen vor äußerer und innerer Harmonie.

Nun aber zur eigentlichen Methode des Ho'opono. Oder besser gesagt, wie bekommen Sie auch so ein wahres Glänzen?

Ho'opono-Prozess:

Der Ho'opono-Prozess ist der wohl populärste Export aus der traditionellen hawaiianischen Medizin, in die ganze Welt und ist besser bekannt als Ho'oponopono.

Ursprünglich ging es bei Ho'opono darum Konflikte innerhalb der Familie oder der Gemeinschaft zu lösen. Wir würden heute wohl am ehesten Konfliktlösungsgespräche unter Mediation einer Person dazu sagen. Diese Form der Konfliktlösung wurde präventiv, in regelmäßigen Abständen durchgeführt, um keinerlei größere Konflikte in der Gemeinschaft passieren zu lassen.

In der heutigen, etwas abgewandelten Form, wird Ho'opono auch als Mentaltechnik für eine Person selbst angewandt. Dies ist möglich, denn bedenken Sie bitte, dass in erster Linie ein Konflikt in Ihnen selbst, aufgrund Ihrer Wertvorstellungen, entsteht. Lösen Sie den Konflikt in sich selbst, so entspannen Sie auch den Konflikt im Außen, aufgrund ihres veränderten Verhaltens, den anderen beteiligten Personen gegenüber.

Nun geht es also bei Ho'opono darum, die negative Emotion, die wir vorher als kleines oder großes Steinchen bezeichnet haben, von ihrer Erfahrung zu trennen und sie durch etwas Positives oder Neutrales zu ersetzen. Sozusagen wollen wir Frieden mit Konflikten schließen, indem wir die negativen Emotionen aus der Sache nehmen. So vergessen wir keine Erfahrungen, die in unser Leben getreten sind, können aber auch gleichzeitig, weil wir sie objektiver und neutraler betrachten können, besser aus ihnen lernen. Sehen Sie Konflikte doch einfach so: Jeder Konflikt, den Sie bewältigen gibt Ihnen die Möglichkeit, aus ihm zu lernen und an der Bewältigung innerlich zu wachsen. Aus einem anderen Blickwinkel betrachtet, übernehmen wir mit Ho'opono die

Verantwortung für unsere eigenen Schwächen, durch die wir Erlebnisse negativ interpretieren bzw. ihnen negative Emotionen zuordnen und vergeben uns selber dieses Verhalten. Nur durch das eigene Eingeständnis von Fehlbarkeit, können wir Konflikte positiv und gewinnbringend für alle Beteiligten lösen.

Als einen ersten Schritt hierfür – dies ist sozusagen eine Vorübung für den eigentlichen Ho'opono-Prozess - sollten wir uns, unserer negativen Emotionen bewusstwerden und uns insofern mit ihnen befassen, indem wir ihnen eine Wertigkeit oder einen Namen wie Angst, Wut, Trauer geben. Wie gesagt geht es in weiterer Folge darum, diese Emotion sich selbst zu vergeben und sie von uns zu lösen. Wir können jedoch nichts Negatives von uns weisen, wenn wir es nicht als solches erkennen und betiteln. Haben Sie also einen aktuellen oder alten Konflikt, der Sie geistig beschäftigt und aufreibt, so rufen Sie sich diesen möglichst gut ins Gedächtnis, gestehen Sie sich ein, dass Sie ein negatives Gefühl mit dieser Situation haben und betiteln Sie die Emotion, die Sie damit verbinden. Sie können sich diese Emotion, die Ihnen bewusstgeworden ist, aber auch als Maßpunkt nehmen, ob sie in einer Sache, mit Ho'opono etwas verbessern wollen. Denken Sie an eine Situation in Ihrer Vergangenheit. Wenn Ihnen die Emotion, die dabei hochkommt nicht gefällt, so wissen Sie, dass Sie an ihrer Interpretation dieser Situation arbeiten müssen.

Oft – gerade bei vergangenen Konflikten oder wenn Sie erst beginnen, Ihr emotionales Leben mit Ho'opono zu bereinigen – sind Konflikte mehrschichtig. An einem Konflikt sind oft mehrere Personen und mehrere Emotionen beteiligt – auch aufgrund früherer Erlebnisse, mit deren Hilfe sie das aktuelle Problem bewerten. Es ist daher sinnvoll, sozusagen ein Brainstorming über die aktuelle Situation zu machen. Ich verwende hierfür gerne die Schablone eines Vulkans mit mehreren Schichten.

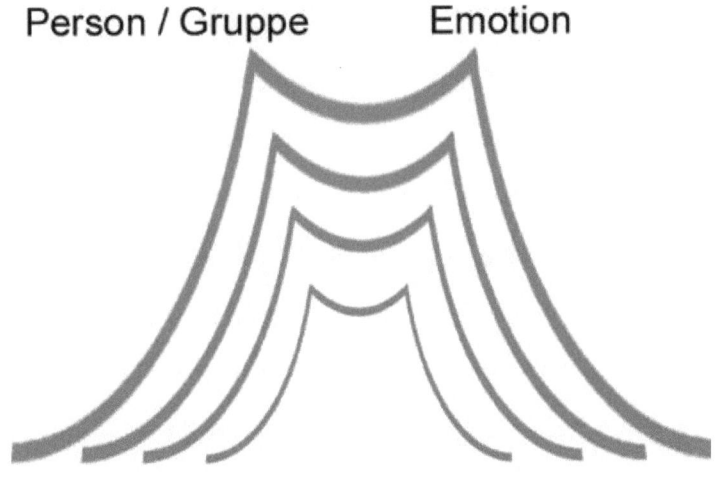

Nun können Sie über das Problem nachdenken und die erste Person, oder auch Personen-Gruppe, die Ihnen einfällt, wird links in die oberste Vulkan-Schicht geschrieben. Die Emotion, die Sie mit dem Konflikt in Bezug auf diese Person verbinden, schreiben Sie in die gleiche Schicht, auf die rechte Seite. Als nächstes überlegen Sie weiter ob es noch weitere, in Ihren Augen, involvierte Parteien gibt, ggf. auch die Emotion hierzu und schreiben dies in der gleichen Form, Schicht für Schicht nach unten. Wenn Sie fertig sind, betrachten Sie Ihren persönlichen Vulkan.

Genauso, wie die Schichten nun aufgebaut sind, können Sie diese in Ihrem Ho'opono-Prozess, Stück für Stück, Schicht für Schicht, von oben nach unten, bereinigen und somit in letzter Konsequenz, den Konflikt bereinigen. Meiner Meinung nach, ist dies eine praktikable Möglichkeit, mit einfacheren aber auch komplexen Situationen umzugehen – es ist einfach notwendig, Schichten strukturiert, einzeln abzutragen, um eine gute und vollständige Lösung zu finden. Sollten Sie dies nicht tun und den Vulkan einfach wachsen lassen, so kann es nämlich sein, dass er irgendwann ausbricht – genauso wie das Burnout-Syndrom auf einmal ausbrechen kann, wenn das Fass der Emotionen, kleinen Vorzeichen und Belastungen überläuft.

Manchmal können aber auch neue ‚Vulkanschichten', während des Ho'opono-Prozesses auftauchen, die Sie vorher nicht sehen konnten.

Hinterfragen Sie also während der Atemübung, die ich Ihnen nachher beschreibe, immer wieder, ob neue Blickwinkel oder Aspekte auf den Konflikt, in Ihnen auftauchen, die neue negative Emotionen beinhalten und die Sie beseitigen wollen.

<u>Die praktische Übung:</u>

Da wir den Ho'opono-Prozess nur durchführen können, wenn wir in einem entspannten Zustand sind, verwenden wir während dieser speziellen Atemübung ebenfalls eine tiefe Bauchatmung – also eine Atmung, die so tief ist, dass sich die Bauchdecke mit dem Atmen mitbewegt. Diese Atmung aktiviert das parasympathische Nervensystem, welches den Körper in einem entspannten Zustand kontrolliert.

Gegensätzlich zu vielen anderen Therapeuten, die mit Ho'opono arbeiten – diese sehen die Methode als besagten Mediationsprozess, oder als Mentaltechnik an, die relativ langwierig ist – sehe ich Ho'opono als einfache und schnell durchzuführende Atemtechnik an. Der Grund hierfür ist, dass meine Übung so kurz ist, dass jeder Zyklus oder jeder Durchgang der Technik in einem bewussten Atemzyklus verpackt ist. Im Grund genommen geht es um folgende vier Aufgaben:

1. Bewusstwerden der zu bearbeitenden Emotion
2. Vergeben der Emotion

3. Abgeben der Emotion

4. Ersetzen der nun fehlenden Emotion

<u>Bewusstwerden der Emotion:</u>

Wie wir zuvor in unserem Vulkan-Brainstorming bereits besprochen haben, müssen Sie sich bewusst werden, was Sie verändern wollen. In dem konkreten Fall wollen wir unsere Sicht auf eine Sache, also eine Emotion, die wir mit einem Konflikt verbinden, verändern. Dafür müssen wir uns das Problem in unser Gedächtnis rufen und die damit verbundene Emotion, mehr oder weniger, wieder aufleben lassen. Haben wir es mit mehreren Schichten und Verknüpfungen beim aktuellen Konflikt zu tun, dann arbeiten wir die Emotionen, nach und nach, einzeln auf.

<u>Vergeben der Emotion:</u>

Haben Sie die Emotion nun bewusst und zum Greifen nahe, dann ist Ihre nächste Aufgabe, sich selbst zu vergeben, dass Sie diese Emotion bei dem konkreten Konflikt bekommen haben. Bedenken Sie bitte, das Problem an einem Konflikt ist nicht der Konflikt als Situation selbst, sondern Ihre Interpretation der Situation. Wenn Sie bewusst handeln und bereits an Ihrer Art und Weise, wie Sie Situationen bewerten, gearbeitet haben, werden Sie merken, dass es Ihnen durchaus freisteht, wie Sie Situationen interpretieren – also müssen Sie sich in Wirklichkeit tatsächlich selbst vergeben, dass Sie im aktuellen Konflikt negativ geworden sind. Nur wenn Sie sich selbst eingestehen können, dass Sie selbst eigentlich ein Teil des Problems sind – manchmal sogar ein sehr großer – ja nur dann, wenn Sie sich selbst Fehler eingestehen können, sind Sie bereit dazu den Konflikt zu einem positiven Ende zu bringen.

Ich selbst arbeite hier, sehr traditionell hawaiianisch, mit der Stein-Metapher aus der einleitenden Geschichte dieses Buches. Ich verpacke also diese Emotion, nachdem ich sie mir vergeben habe, in ein kleines rundes Steinchen, dass ich zwischen meinen Lungenflügeln, also in meiner Herzgegend aufbewahre. Ach ja, die zwei letzten beschriebenen Teile der Übung, finden während eines tiefen Einatmens, durch die Nase, statt.

Abgeben der Emotion:

Während einer kurzen Atempause – ich halte also zwischen Einatmen und Ausatmen die Luft für wenige Sekunden an – löse ich das besagte Steinchen von seinem Platz und hülle es in helles Licht. Dieses Licht verwende ich als Geleit für das Steinchen aus meinen Körper. In meinem konkreten Fall sieht dieses Licht aus, wie ein Kugelblitz mit einem Schweif. Sie können aber natürlich auch eine eigene, für Sie passende, Imagination verwenden.

Mit dem Ausatmen, durch den Mund, lasse ich einen leisen langgezogenen Seufzer aufkommen und ich stelle mir vor, wie ich das Steinchen aus meinen Mund ausatme und es in dem hellen Licht davon schwebt.

Ersetzen der alten Emotion:

Um den ganzen Prozess zu einem guten Ende zu führen ist es wichtig, jeden Atemrhythmus mit einer positiven Emotion zu beenden. Dies ist notwendig, damit Sie sich selber ein anderes Verhaltensmuster für Konflikte dieser Art anlernen. Denn sollten Sie dies nicht tun, werden Sie nach wie vor, Situationen dieser Art anziehen. Sie könnten diese natürlich immer wieder mit Ho'opono bearbeiten, jedoch ist es besser, aus altem schlechten Verhalten zu lernen und dies geht besser, wenn wir die Karten sozusagen grundlegend neu mischen.

Daher lasse ich in mir, am Ende jedes Atemrhythmus das Gefühl der Dankbarkeit, Freude und Zufriedenheit aufkommen, dass ich diese besagte negative Emotion aus mir loswerden durfte.

Hinterfragen sie am Ende eines jeden Atemzyklus, ob Sie die Emotion wirklich nicht mehr verspüren, wenn Sie an den Konflikt denken. Sollte die Emotion doch wieder aufkommen, machen Sie den Prozess einfach nochmal von neuem, bis die Emotion wirklich verschwunden ist. Danach können Sie weitere notwendige Emotions-Lösungen durchführen – also die Atemübung einfach wiederholen, nur mit einer anderen vorhandenen Emotion – oder wenn Sie absoluten Frieden mit dem Konflikt schließen konnten, die Übung einfach mit einem guten Gefühl beenden.

Ich habe Ihnen in den oberen Absätzen, meinen sehr persönlichen Ho'opono-Prozess geschildert – dieser ist für mich individuell perfekt. Es muss jedoch nicht bedeuten, dass Sie die gleichen Bilder in sich entstehen lassen müssen, um diese Übung zu machen. Es steht Ihnen natürlich frei, ohne innere Bilder oder mit anderen Bildern zu arbeiten – wichtig ist, dass Sie das Gefühl haben, schnell und wirkungsvoll an Ihr Ziel zu kommen - sprich die negative Emotion für die Situation, nachhaltig losgeworden zu sein.

Durch die regelmäßige Anwendung all dieser Sichtweisen und Übungen, die ich Ihnen in diesem Kapitel geschildert habe, werden Sie lernen, die Eigenheiten der anderen Menschen zu akzeptieren – denn auch Ihre Angewohnheiten sind vielleicht für manche Menschen eigen – und sie werden entspannter auf schwierige Situationen reagieren. Sie reduzieren die Verbindung zu alten, negativen Erfahrungen oder bereinigen sie zur Gänze. Oft können wir schlechte Dinge, die passieren nicht beeinflussen – jedoch die Auswirkungen der Dinge, aufgrund unserer Reaktion ist unsere eigene Sache, die wir beeinflussen können.

Denn, wie wir über Dinge und Geschehnisse denken, ist jeder Person selbst überlassen – es ist in Ihrer eigenen Verantwortung, positiv ausgerichtet zu denken, um gutes für Ihre Gesundheit zu tun.

Die tägliche Praxis – Ausstrahlung leben

Im vorigen Kapitel haben wir besprochen, dass es wichtig ist, unsere Spannungen zu reduzieren, damit sich unsere Ausstrahlung wieder vermehren kann – also anders gesprochen, die Steine aus unserer Schale zu bringen.

Oft ist es aber auch so, dass wir vergessen haben, dass unsere positive Ausstrahlung, Bedeutung hat. Da wir sie nicht für wichtig halten, verstecken wir sie in unserem Inneren, und lassen sie sozusagen hinter einer Schutzschicht bzw. Staubschicht verborgen. Jedoch, jeder Mensch, der noch nicht ganz „zu Stein" geworden ist, kann Positives ausstrahlen und somit auch seine Tendenz für eine starke positive Ausstrahlung verstärken. Auch wenn das Strahlen noch so klein ist, ist es auch eine Frage des beharrlichen, regelmäßigen Trainings – wie beim Sport – um in mit seiner positiven Ausstrahlung besser umgehen zu können.

<u>Das Laternenglas putzen:</u>

Ich persönlich arbeite in diesem Kontext gerne mit einer Mental- und Atemtechnik, die das Wort ‚Staubschicht' aufgreift. Kennen Sie diese alten Kerosin-Lampen, wie ich Ihnen hier eine abbilde?

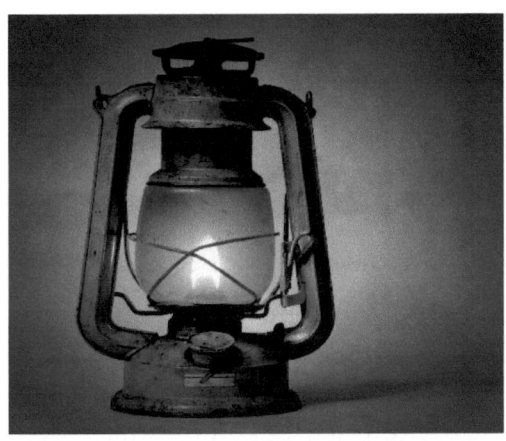

Ich finde diese Lampen zwar wunderschön und rustikal, aber leider bildet sich auf ihrem Glas relativ schnell eine Schicht aus Rus und Schmutz – sprich eine Staubschicht. Ähnlich ist es mit unserem eigenen Licht. Wenn wir nicht täglich üben, unsere positive Ausstrahlung nach außen zu bringen – also sozusagen das Glas der Laterne putzen - so wird sich eine Staubschicht um uns bilden, die unser Strahlen einfach mindert, obwohl es ja eigentlich da wäre.

Ich arbeite also hierbei mit der Vorstellung einer solchen Lampe, die sich bei mir in meinem Herzbereich befindet. Alles weitere ist eine Atemübung: Beim Einatmen konzentriere ich mich auf das Gefühl, wie die Luft durch meine Nasenflügel – ja, ich atme beim Einatmen wenn möglich durch die Nase, sonst können Sie auch das Gefühl des Luftzugs auf Ihren Lippen nehmen – in meinen Körper zieht. Dann halte ich den Atem kurz für ein, zwei Sekunden an und atme danach, mit meiner Aufmerksamkeit auf meinen Herzbereich, durch meinen Mund aus. Dabei forme ich meine Lippen so, wie wenn ich eine Kerze ausblase, oder zum Beispiel die Staubschicht von einem alten Buch pusten wollte. Während des Ausatmens stelle ich mir vor, wie ich den Staub und Ruß vom Laternenglas weg puste und wie meine Ausstrahlung nach und nach stärker wird. Ich lasse mein Strahlen, sich immer weiter über meinen Körper ausbreiten. Ich bekomme mit jedem Ausatmen mehr und mehr das Gefühl, dass mein ganzer Körper eine positive helle Ausstrahlung hat – solange bis ich meinen ganzen Körper damit abgedeckt habe. Dieses Gefühl halte ich dann auch nach der Übung solange wie möglich aufrecht.

Die vorige Übung können Sie im Prinzip als tägliche, kleine Meditations-Praxis, aber auch als Akutmethode während des Tages anwenden, wenn Sie merken, dass Sie ihr positives Strahlen verstecken. Wichtig ist bei Übungen dieser Art die Regelmäßigkeit: Hier ist es ähnlich wie bei dem Lauftraining – es ist besser, täglich 30 Minuten zu laufen, als einmal die Woche, 3 ½ Stunden. Oft reicht bei der Übung, die ich Ihnen beschrieben habe, 2 – 3 Minuten tägliches Training aus, um Fortschritte zu bemerken

– wenn Sie regelmäßig üben. Vor allem sind Sie mit diesem Training, örtlich und zeitlich nicht gebunden, Sie brauchen keine Trainingsgeräte oder teure Outfits. Sie brauchen nur Ihre Atmung und ein wenig Vorstellungskraft um einen Schritt in Richtung Gesundheit und Prävention zu machen – was natürlich nicht die Wichtigkeit eines regelmäßigen Sporttrainings, je nach ihren körperlichen Möglichkeiten, schmälern soll. Trotzdem: Regelmäßiges Atemtraining ist wichtig und wird oft völlig unterschätzt oder vernachlässigt. Denn auch Atemübungen abseits einer Stresssituation, sind wie Training für stressige Situationen – sind wir in diesem Bereich gut trainiert, können wir im „Ernstfall" viel schneller wieder in einen beruhigten Zustand zurückkehren. Die richtige Atmung ist einfach der schnellste und trivialste Weg zur Selbstregulation unseres emotionalen Zustands.

An dieser Stelle muss ich auch ehrlich zugeben, dass dieses Konzept des Strahlens nicht jeden Tag gleich gut funktionieren wird. Es gibt im Leben eines jeden Menschen immer Tage, an denen es einem besser geht und mal schlechter – wichtig ist die Bemühung, das Maximum aus der jeweiligen Situation rauszuholen. Versuchen Sie so gut es geht eine positive Ausstrahlung an den Tag zu legen, auch wenn alles um Sie herum momentan eher dunkel und grau ist und ihnen vielleicht selber gar nicht zum Strahlen zumute ist.

Wie Sie in den nächsten Kapiteln lesen werden, beeinflusst nicht nur unser Geist, unseren Körper und umgekehrt. Auch genauso wie unsere innere Einstellung – also unsere Gedanken – unser äußeres Auftreten beeinflusst, so beeinflusst unser äußeres, positives Auftreten auch, wenn wir es zulassen, unsere innere Gefühlswelt positiv und somit unsere Orientierung zur Gesundheit.

Sie könnten natürlich einwenden, dass dies auch eine fröhliche Rolle, schauspielern ist, wie ich es zuvor dem einen oder anderen Menschen unterstellt habe, die mit diesem Verhalten ihre eigenen Ziele leichter erreichen wollen.

Bis zu einem gewissen Grad haben Sie auch recht mit dieser Aussage – es ist ebenfalls Schauspielern, wenn wir uns positiv geben und strahlen, obwohl uns gar nicht danach zumute ist. Jedoch sind die Motive für dieses Verhalten ganz andere. Diese Form des Schauspielens ist eine Selbstbestärkung, die nicht darauf abzielt, jemanden anderen von seinen eigenen Zielen zu überzeugen – es geht nicht darum jemanden anderen schlechter zu stellen oder auszunutzen – es geht um eine Selbstbekräftigung, um aus dem Wiedererstarken harmonisch für alle zu agieren. Im schlimmsten Fall tricksen wir uns selbst aus, um etwas für unsere Gesundheit zu tun.

Denn in Wirklichkeit ist das große Ziel, das Glücklich sein abseits jeder Rolle, die wir spielen – dann wird sich die daraus resultierende, positive Ausstrahlung ganz von alleine, in alle Rollen unseres Lebens, hineinpflanzen.

Das Ende des Tages ist versöhnlich

Diese Situation kennen Sie sicher:

Sie hatten einen ohnehin schon harten Tag und kommen mit dem Gefühl nach Hause, dass Sie in den vergangenen Stunden mehr Rückschritte als Fortschritte, zu Ihren Zielen, gemacht haben. Nun, kurz vor dem Schlafen gehen bekommen Sie noch eine unangenehme Nachricht, die Ihnen für den heutigen Tag, den Rest gibt. Sie schalten kurzfristig geistig ab und wollen einfach nur mehr, dass der Tag vorbei geht. Daher machen Sie ihre Abenderledigungen motorisch, gedankenlos, schnell und gehen danach zu Bett. Dieses Verhalten wird für den Menschen leider schnell zur Gewohnheit, da sich alle einzelnen Aspekte des Verhaltens gegenseitig bedingen – gedankenloses Leben und emotionale Distanziertheit verstärken sich gegenseitig. Übrig bleiben negative Gedanken und Emotionen, die uns immer härter und inflexibler werden lassen. Da Sie die aktuelle Situation aber nach wie vor nervt, ärgern Sie sich förmlich in den Schlaf. Am nächsten Morgen ist es dann leider gut möglich, dass Sie nicht ausgeschlafen und auch nicht wirklich gut gelaunt sind. Sie fühlen sich wie erschlagen.

Warum ist dies so und was können Sie dagegen tun?

Wie wir im Kapitel über die Körper-Geist-Beziehung bereits diskutiert haben, können wir unsere eigene, gesamte geistige Kapazität, sowohl in rationales Bewusstsein und Unbewusstes unterteilen. Ich habe Ihnen auch bereits erläutert, dass unser Unbewusstes, alles auch außerhalb unserer selektiven, rationalen und bewussten Wahrnehmung registriert und speichert. Unser Unbewusstes ist sozusagen unser Gedächtnisverwalter – sowohl für Dinge, die wir selbst mit unserem rationalen Bewusstsein konstruiert haben, aber auch für Reize die von außen gekommen sind.

Während des Tages, wenn wir arbeiten, lernen, oder unsere Freizeit genießen ist unser rationales Bewusstsein dominant. Hier hat unser Unbewusstes in erster Linie die Aufgabe, unsere körperlich unwillkürlichen Funktionen im Hintergrund zu steuern, und alles temporär wahrzunehmen, was dem rationalen Bewusstsein als zu unwichtig erscheint, um es zu analysieren. Weiter greift das rationale Bewusstsein, immer während des Tages auf den Erfahrungsschatz des Unbewussten zu – also auf unseren Gedächtnisspeicher – um daraus Bewertungen von aktuellen Erlebnissen abzuleiten.

[48]

Gehen wir jedoch Schlafen, so will sich eigentlich unser rationales Bewusstsein regenerieren und unser Unbewusstes bekommt während des Schlafes die Oberhand. Es steuert weiterhin, in verminderter Form, unsere körperlichen Funktionen, beginnt jedoch auch unsere Erlebnisse des vergangenen Tages – besser gesagt unsere Interpretationen der Erlebnisse, inkl. unseren damit verbundenen Emotionen - zu speichern. Das Unbewusste speichert sowohl die Dinge, die nur es selbst wahrgenommen hat, als auch die Interpretationen des rationalen Bewusstseins, so wie diese beim Einschlafen an das Unbewusste übergeben werden.

Provokant ausgedrückt, werden die Steine unserer Persönlichkeit und unsere körperliche Härte, maßgeblich während unseres Schlafes an den neuen Platz in unserem Körper gebracht, wenn wir nichts dagegen unternehmen. Unsere Träume sind in Wirklichkeit das Resultat und teilweise auch Metaphern, für diese Verarbeitung unserer Erlebnisse.

Ich rate Ihnen daher folgendes – und es wird Ihnen maßgeblich bei dem Ziel einer positiven und gesunden Ausstrahlung helfen: Gehen Sie immer gut gelaunt, zufrieden und dankbar, dass Sie den Tag geschafft haben, Schlafen. Zumindest hatten Sie, wenn Sie genau aufgepasst haben, auch einen Lernerfolg aus subjektiv gesehen, negativen Dingen, die Sie erlebt haben.

Hierfür gibt es verschiedene Ansätze, wie Sie die Erlebnisse des vergangenen Tages bereinigen können und daher ruhig und positiv zur Nachtruhe übergehen können. Sie können einerseits einen oder mehrere Ho'opono-Prozesse – so viele Sie benötigen, um mit allen Konflikten des vergangenen Tages, Frieden zu schließen - abends vor dem Schlafen durchführen. Dies wäre eine klassisch-hawaiianische Herangehensweise, die traditionell sowohl für sich alleine, als auch wenn nötig innerhalb der Familienmitglieder, durchgeführt wurde.

Weiter verwende ich gerne zwei andere Atem- und Mentalübungen um einen Tag versöhnlich zu beenden.

Erlebnis-Dusche:

Viele Menschen der westlichen Welt arbeiten heutzutage zeitlich weit über eine Vollzeitbeschäftigung hinaus. Dementsprechend müde sind sie, wenn sie abends nach Hause kommen. Ihre Bewegungen sind motorisch, wie die von lebenden Robotern – ihre alltäglichen Tätigkeiten, wie das notdürftigste an Hausarbeit und die eigene Körperpflege wird gedankenlos und mechanisch durchgeführt – oft hängen währenddessen ihre Gedanken noch in den erlebten Konflikten des vergangenen Arbeitstages fest. Dabei steckt gerade beispielsweise im abendlichen Duschen ein unglaubliches Potential zur positiven Wende, bzgl. Ihrer negativen, vergangenen Erlebnisse.

Wasser ist allgemein eines der faszinierendsten und kraftvollsten Naturelemente. Nebenbei ist es in der traditionellen hawaiianischen Medizin das Symbol für Vitalkraft und Lebensenergie. Wasser kann, in ruhigen Zeiten, fließend und wunderschön sein. Es schmiegt sich an alles an, um das es herum fließt. Wasser ist immer in Bewegung – Wasser sucht sich immer seinen Weg – es ist flexibel, aber doch greifbar, wie beispielsweise im Gegenteil zu Gasen. Anders kann das Wasser, in stürmischen Zeiten auch reißend und wild sein, aber immer nur so lange wie notwendig. Das Wasser ist immer angemessen an seine Umgebung – eine Einstellung, die auch für uns Menschen gut ist. Nur wenn dem Wasser zu viel Kälte widerfährt, wird es starr und zu Eis. Geben wir ihm Wärme, so wird es wieder zu flexiblem Wasser.

Nun aber zu der eigentlichen Übung, die ich Ihnen beschreiben will.

Ich rate Ihnen – sofern Sie vor der Nachtruhe, Duschen gehen – machen Sie diesen alltäglichen Akt zu einem Erlebnis der Sinne. Lassen Sie diese tägliche Tätigkeit nicht gedankenlos an Ihnen vorüberziehen. Werden Sie wachsam, wie das warme oder etwas kühlere Wasser – je nachdem wie Sie gerne duschen, über ihren Körper fließt, ihn erfrischt und regeneriert. Stellen Sie sich vor, wie das Wasser, das von Ihnen abläuft, sie reinigt – nicht nur körperlich, sondern auch mental, ja sogar emotional. Stellen Sie sich vor, wie das Wasser, alle negativen

Emotionen, die Sie aufgrund der Erlebnisse ihres vergangenen Tages hatten, einfach wegspült und ersetzen Sie diese Emotionen, mit der Emotion der Freude, dass Sie diesen Tag, trotz aller Widrigkeiten geschafft haben und gut zu Bett gehen können. Duschen Sie so lange, bis Sie mit dem vergangenen Tag in Frieden abschließen können. Dies ist die Voraussetzung, um am nächsten Tag wieder kraftvoll und energiegeladen, Ihre Tätigkeiten in Angriff nehmen zu können.

Alo-Ha-Atmung:

Ich persönlich, da ich abends gerne Dusche, bin ein Freund der vorigen Übung. Jedoch gibt es natürlich auch viele Menschen, welche dies nicht in ihren Tagesrhythmus integriert haben. Für diese Personen eignet sich die folgende Übung besonders gut.

Im Grund genommen sprechen wir hier von einer Atemübung, die man, bereits im Bett liegend, machen kann. Das Wort Alo-Ha – das hawaiianische Wort zur Begrüßung und Verabschiedung, es ist aber auch ein Synonym für Respekt, Wertschätzung und Liebe – wird in zwei Teile geteilt und als Mantra während des Atmens verwendet. Ein Mantra ist ein Wort oder ein Satz, der als rhythmisch wiederkehrende Affirmation, während einer mentalen Technik, verbal wiederholt wird. Versuchen Sie hierbei über die Nase tief einzuatmen. Während des Einatmens sagen Sie sich leise und langsam die erste Silbe des Wortes –

ALO – vor. Dann halten Sie kurz den Atem an, solange es für Sie angenehm ist. Mit dem HA, dass sie sich während des Ausatmens leise vorsagen, lassen Sie alle negativen Emotionen des vergangenen Tages, die Sie in sich gesammelt haben, aus sich heraus und ersetzen diese mit einem entspannten und freudigen Gefühl, sodass Sie nun gut schlafen gehen können. Machen Sie die Atemzüge so tief, dass sich Ihre Bauchdecke bei der Atmung mitbewegt. Wie bereits erwähnt, hat die Bauchatmung einen entspannenden und beruhigenden Effekt auf unser Nervensystem und hilft Ihnen damit, besser einschlafen zu können. Sie können diese Übung solange machen, bis Sie völlig entspannt und gut gelaunt den Tag beschließen können, oder Sie können diese Atmung auch so lange fortsetzen, bis Sie eingeschlafen sind.

Gleich welche Übungen Sie für einen positiven Abschluss eines Tages verwenden – es müssen auch keine Übungen aus diesem Buch sein – es geht einfach darum, Dinge abzuschließen und einen Frieden mit Konflikten, in sich selbst und mit anderen, zu schließen und dies machen wir am besten am Tagesende.

Der harmonische Lebensstil - Wie im Innen, so im Außen

Der so ziemlich wichtigste Faktor im Leben, um unsere Gesundheit lange zu erhalten und sich, in der immer stärker fordernden Welt, nicht zu verausgaben, ist ein Leben in Harmonie. Dies ist wieder so ein zeitloses, wahres Gesetz des Lebens.

Der Versuch muss darauf abzielen, dass wir sowohl in Harmonie mit unserem Umfeld, als auch in Harmonie mit uns selbst leben. Ehrlichkeit und gemeinsames Schaffen anstelle von Konkurrenz und Trennung sind Qualitäten, die in dieser Art zu leben relevant sind. Ich will für Sie aber einen anderen Aspekt, im Kontext für dieses Buch, besonders herausheben.

Den Aspekt der eigenen, äußeren und inneren Harmonie: Es geht hierbei genauer um die Harmonie Ihrer Gedanken und Ihren daraus folgenden Verhalten. Unharmonisches Verhalten wäre hier beispielsweise, wenn Sie negative Gedanken über einen Mitmenschen haben und trotzdem freundlich zu diesem Menschen sind, um daraus einen Profit zu schlagen. In meinen Augen haben Sie hier zwei Möglichkeiten:

1. Sie ändern Ihr Verhalten gegenüber des Menschen und passen es ihrer Gefühlswelt an. Eine Konfrontation wäre aber auch kein harmonischer Lebensstil. Harmonisch, wäre ein Ausweichen dieser Person und eine Neutralisierung Ihrer Gefühlswelt, in Bezug auf die Person.
2. Sie ändern Ihre Gefühle in Bezug auf die Situation und passen diese an Ihr äußeres Verhalten an. Sie machen aus den negativen Gefühlen der anderen Person gegenüber, ein wertschätzendes oder gar positives Gefühl. Auch hierzu dient der Ho'opono-Prozess, der in einem der vorigen Kapitel beschrieben wurde.

Diese Art des Verhaltens, wie ich es in Punkt zwei beschrieben habe, wäre ein Verhalten, dass wünschenswert und harmonisch ist – genauso wie das Schauspielen von positiver Ausstrahlung.

Der springende Punkt ist immer, die nachhinkende innere Gefühlswelt so schnell wie möglich an unser äußeres Verhalten anzupassen – das ist wahre, positive Harmonie im Alltag. Daher, wenn Sie lächeln und positiv strahlen, dann lassen Sie ihre innere Gefühlswelt auch positiv werden.

Wichtige Momente im Leben

Wie wir vorher bereits besprochen haben, prasseln in der heutigen Zeit, unendlich viele Reize auf uns ein. Hierbei glauben wir oft an das Konzept des Multitaskings, was jedoch in Wirklichkeit, eine Illusion darstellt. Wir Menschen sind rein neurologisch nicht fähig, mehrere Reize parallel und rational zu verarbeiten. Mehrere Dinge gleichzeitig zu machen, ist in meinen Augen einer der Hauptgründe von mentaler Überlastung, die zu dem Burnout-Syndrom führen kann.

Nun könnten Sie mir natürlich die Frage stellen: Welche Momente in meinem Leben soll ich dann aus meiner kanalisierten Wahrnehmung streichen?

GARKEINE – das ist ja eigentlich der Kniff an der Sache. Gedankenlosigkeit ist eigentlich das Resultat der mentalen Überforderung und verschlimmert den Prozess nur noch mehr, in Form einer Beschleunigung der Spirale, die Sie in die Richtung von mentalen Problemen dreht.

Vielmehr muss die Devise sein, unsere Tätigkeiten auf Singularität zu reduzieren. Machen Sie Tätigkeiten nacheinander und bleiben Sie bei jeder Tätigkeit aufmerksam und dabei.

Gleichermaßen, wie wir nur 5 % unserer geistigen Kapazität für rationale Gedanken aufwenden, ist unsere Wahrnehmung selektiv. Wir kanalisieren unsere Aufmerksamkeit nur auf wenige Prozent der Dinge, die gerade in diesem Moment um uns passieren. Wo lesen Sie gerade dieses Buch? Vielleicht daheim, oder in einem Café? Wenn Sie ihre

Aufmerksamkeit kurz weiter werden lassen, werden Sie registrieren, dass beispielsweise auf der Straße vor dem Gebäude, Autos fahren und Lärm machen, oder dass Regen gegen ein Fenster prasselt und der Wind weht. Sehen Sie, hätte ich Sie an diesen Aspekt des Moments nicht erinnert, wären Ihnen diese Tatsachen vielleicht gar nicht bewusst aufgefallen. Unser mentales System ist jedoch in der Lage, Aufmerksamkeiten, wie einen Scheinwerfer auf einen Theaterschauspieler auf der Bühne zu verlagern – wenn wir unbewusst etwas wahrnehmen, dass für uns relevant sein könnte, springt sofort der Lichtkegel unseres Scheinwerfers (unsere rationale Aufmerksamkeit) in die Richtung des Geschehens. Dieser Sprung, von Ihrer aktuellen Tätigkeit weg, ist absolut in Ordnung – befassen Sie sich mit der neuen Sache, solange, bis Sie diese einordnen können – danach können Sie mit ihrem vorigen Anliegen weitermachen. Prinzipiell ist also das Wechseln zwischen Tätigkeiten keine große Sache – nur parallel sollten Sie keine Tätigkeiten ausführen.

Agieren wir allgemein gedankenlos, ziehen wir sozusagen den Stromstecker für den Scheinwerfer, und dieser ganze, lebenswichtige Mechanismus funktioniert nicht mehr – passen wir nicht auf, was in unserem Umfeld gerade passiert, so entgeht uns sogar der kleine, selektive, aber wichtige, bewusste Wahrnehmungsteil unseres Lebens. Wir verarbeiten keine wichtigen Reize der Außenwelt mehr und beschäftigen uns wahrscheinlich nur mehr mit negativen inneren Gedankensystemen, was unsere Situation nur noch verschlimmert. Negative Gedanken schwächen uns sowohl körperlich, als auch geistig und sind Nährboden für Krankheitsbilder wie dem Burnout-Syndrom.

Im Bereich der negativen Gedanken kommt unsere zeitliche Wertigkeit auch noch zu tragen. Wir Menschen bewegen uns mit unseren Gedanken oftmals in der Vergangenheit – wir grollen über irgendein vergangenes Ereignis – oder wir überlegen uns kontinuierlich, was wir in nächster Zeit noch alles zu erledigen haben und schmieden Pläne über Pläne. Bei diesen ganzen geistigen Prozessen vergessen wir oft unsere Aufmerksamkeit im Moment zu halten – denn nur hier können wir Dinge, aktiv verändern.

Haben wir es geschafft, es zu lernen, wieder mehr in der Gegenwart zu sein, ist es leider möglich, dass eine weitere Tücke auf uns wartet. Aufgrund unserer heute vielfältigen Möglichkeiten, mit Menschen weltweit in Kontakt zu bleiben (Handys, E-Mails, usw.), erwarten sich viele Menschen, dass man 24/7 für sie erreichbar und mit ihnen kommunikationsbereit, ist. Bedenken Sie bitte, dass Sie und nur Sie, in jedem Moment ihres Lebens entscheiden, mit wem und wann Sie kommunizieren wollen und wann nicht. Sie haben immer die Möglichkeit einfach tief durchzuatmen und danach zu einem Menschen auch zu sagen, dass Sie zu einem konkreten Thema gerade keine Meinung haben und im Moment auch nicht der richtige Zeitpunkt ist, dieses Thema zu besprechen. Sie entscheiden, wann Sie kommunizieren wollen – jeder Moment in ihrem Leben gehört Ihnen. Bedenken Sie dabei nur bitte, dass aufgrund ihres Verhaltens weitere Reaktionen von anderen Menschen entstehen. Man bezahlt für alles einen Preis im Leben – also agieren Sie respektvoll und freundlich mit anderen Menschen – genauso wie Sie sich das von anderen Menschen, Ihnen gegenüber, erwarten.

Leichtes Gepäck macht das Leben leichter

Ich bin seit längerem von dem Konzept des puristischen Lebensstils fasziniert – es ist einfach beeindruckend, wie wenig man wirklich zum Leben braucht, wenn man sich darauf einlässt.

Ein anscheinend relativ neuer Trend in diesem Bereich, der in erster Linie in den USA vorherrscht, aber auch immer mehr Anklang in Europa und Asien findet, ist das Konzept der Tiny Houses – kleine Häuser, meistens von der Grundfläche her nicht größer als ein größerer Wohnwagen, werden nicht nur zum Urlauben, sondern für konstante Wohnzwecke genutzt. Meistens sind diese Häuser auch auf einen

Anhänger aufgebaut, also mehr oder weniger mobil und flexibel mit sich nehmbar.

Abseits der baulichen Umsetzung dieser kleinen Häuser, die mich aus großem Eigennutzen interessiert – es wäre doch spannend, so ein kleines Haus selber zu bauen – finde ich zwei Fakten sehr spannend zu sehen:

1. Mit wie wenig man eigentlich auskommt: In einem meiner Kleiderschränke habe ich gerade aktuell 23 Pullover und Westen gezählt. Wie viele dieser Oberbekleidungen tragen Sie gewöhnlich gleichzeitig? Also bei mir sind es maximal zwei – und dann brauche ich meistens keine Jacke mehr. Wenn ich rechne, dass vielleicht gerade die zwei Pullover, die ich sonst trage, in der Wäsche sind, dann benötige ich weitere zwei Pullover als Übergangslösung. Im Klartext bräuchte ich eigentlich vier Pullover. Trotzdem habe ich 19 Stücke mehr, als benötigt. Ähnlich sieht das mit Geschirr, elektronischen Geräten, usw. aus. Ich bin mir ziemlich sicher, ich bin mit dieser Situation nicht alleine auf dieser Welt. Mir ist dies sehr wohl bewusst und ich genieße diesen Luxus der Abwechslung und Auswahl – mir ist aber auch klar, dass er nicht notwendig ist, und wenn ich diesen Luxus aufgeben muss, weil dies die Veränderung ist, die mein Leben besser macht, dann werde ich dies tun. Ich

glaube, dass dies bei vielen Menschen nicht so ist. Aber zu dem Faktoren „haben wollen" oder „haben müssen" kommen wir noch später in diesem Kapitel.

2. Welche Effekte die Menschen, die sich für dieses Leben auf kleinem Fuß entschieden haben, damit erreichen wollen und auch geschafft haben: In Zeiten der Globalisierung können Sie sich unzählige Berichte über Tiny-House-Bewohner online ansehen. Auch ich habe dies in der letzten Zeit getan. Die Beweggründe der meisten Menschen, in diesen Berichten sind sehr ähnlich:

a. Sie wollen oder müssen Geld sparen, da sie Schulden haben, oder keine machen wollen. Schulden – wenn ich über das Konstrukt der Verschuldung nachdenke, kann ich definitiv behaupten, dass Schulden ein großes Angstpotential in sich tragen – die Angst, Dinge zu verlieren, weil man die Schulden doch nicht abbezahlen kann, oder die Angst des Versagens, weil man es nicht schafft, so viel Geld zu verdienen, um die Schulden abzuarbeiten. Gleich welche Art der Angst – Angst ist eine der schlimmsten aber auch grundlegendsten und natürlichsten Emotionen, die man haben kann. Angst selbst ist eine gute Sache, sie schützt uns von der Basis weg, unvernünftige Dinge zu tun. Heutzutage, mit dem heutigen Konstrukt vieler Lebensstile, übermannt uns die Angst aber oft – sie lähmt uns, sie zermürbt uns und lässt viele von uns, früher oder später ausbrennen. Erste Anzeichen dieser Problematik, in Bezug auf diese Angst, sind für den Betroffenen mit Sicherheit, dass er in seinem Leben nur mehr das Gefühl hat, auf Geschehnisse in seinem Leben zu reagieren, aber sein eigenes Leben bei weitem nicht mehr selbst zu bestimmen – das Agieren ist nicht mehr möglich. Dies verursacht in Wirklichkeit einen konstanten Stresszustand für die angstgeplagte Person.

b. Sie wollen die Flexibilität haben, zu wohnen und zu leben, wo es ihnen momentan als schön vorkommt. In meinen Augen ist es dann völlig logisch und effizient, sich nicht immer neue Wohnungen oder Häuser zu kaufen oder zu mieten, sondern das Haus einfach mitzunehmen. Durch die Flexibilität des mobilen Heims, aber auch der niedrigeren Kosten und einem vernünftig reduzierten Lebensstil, haben diese Menschen die Möglichkeit, ihr Müssen und Wollen ganz neu zu überdenken. Nun habe ich schon wieder diese zwei Wörter geprägt – ich verspreche Ihnen, ich erkläre meine Gedanken hierzu noch in diesem Kapitel. Eines sei aber vorab erwähnt: Die Menschen bekommen eine Leichtigkeit in ihr Leben – es belastet sie sehr wenig. Wenn man wenig hat, dann muss man sich auch wenig Sorgen darum machen. Halten Sie einmal ein 150 m²-Haus in Schuss und vergleichen Sie dies mit einem 30 m²-Haus. Alleine die regelmäßigen Hausarbeiten werden so viel weniger, dass

Ihnen viel mehr Zeit für Ihr Leben bleibt – was bitte nicht heißen soll, dass Hausarbeiten verrichten, unwichtige Momente sind. Denken Sie bitte an die Inhalte des letzten Kapitels. Auch finanzielle Erhaltungs- und Betriebskosten werden um ein vielfaches kleiner.

Natürlich ist es mir völlig bewusst, dass nicht jeder Mensch nun einen puristischen Lebensstil auf 30 m² wählen wird – dies ist ein Extrembeispiel, mit dem ich Ihnen jedoch eines aufzeigen will: Es gibt auch andere Wege, als den, den Sie vielleicht gerade eingeschlagen haben. Wie Sie später noch erfahren werden, geht es darum etwas an sich selbst und seinem Umfeld zu verändern, wenn man Veränderung möchte. Hinterfragen Sie einfach einmal ihre Situation und ob sie vielleicht auf Dinge verzichten können und Ihnen dadurch auch Lasten von ihren Schultern fallen. Wenn wir weniger Lasten haben, sind wir oft besser gelaunt, weil wir uns weniger Sorgen machen müssen. Das Resultat ist wieder die Chance eine positivere Ausstrahlung in die Welt zu tragen.

Auch ich selbst bin, wie Sie vorher sehen konnten ein gutes Beispiel dafür: Ich wohne derzeit in einem Haus mit rund 140 m², mit meiner Partnerin und einem Hund zusammen. Ja, sie haben völlig Recht – auch wir könnten es mit viel weniger Platz schaffen. Jedoch sind wir mit unserer Wohnsituation, finanziell sehr unabhängig und da früher oder später ein Kinderwunsch in die Tat umgesetzt werden soll, werden wir den Platz benötigen. Es ist mir also ein Bedürfnis, in dieser Form, am Land und in der freien Natur zu wohnen – hier steckt ein Plan hinter der Sache. Sollte sich der Kinderwunsch nicht erfüllen, oder wir später einmal weniger Platz zum Leben benötigen, wenn der Nachwuchs bereits außer Haus ist, dann könnte ich mir auch vorstellen, mich wohnlich zu verkleinern. Abgesehen von einer gewissen Kostenersparnis ist es ja auch ein größerer Aufwand, große und glänzende Dinge in Schuss zu halten, als kleine, aber feine Dinge zu haben und zu beleben.

Nun habe ich, im Zuge dieses Kapitels, einige Begriffe verwendet, die ich Ihnen näher erläutern will und die sich gegenseitig beeinflussen.

Im Bereich, was wir alles in unserem Leben wirklich benötigen, müssen wir grundlegend zwischen unseren Bedürfnissen und Wünschen, aber auch was wir müssen und was wir wollen, unterscheiden.

| Bedürfnis | << gehört zu >> | Müssen |
| Wunsch | << gehört zu >> | Wollen |

Bedürfnisse sind diese Dinge im Leben, die wir wirklich benötigen. Wenn Sie ihr Leben nüchtern betrachten, werden Sie sehen, dass nur wenige Dinge wirklich überlebenswichtig für Sie sind. Für die meisten Menschen ist dies Nahrung und ein Dach über den Kopf, dass im Winter auch warmhält. Wünsche hingegen, sind Dinge die wir nicht wirklich benötigen. Hierunter fallen sowohl Luxusartikel wie teure Autos, aber auch Dinge, die wir im heutigen Leben als selbstverständlich ansehen, wie Handys, Geschirrspülmaschinen, usw.

Unter diesem Blickwinkel müssen wir uns eingestehen, dass wir eigentlich nur Dinge tun müssen, um unsere Bedürfnisse zu erfüllen – um unsere Wünsche zu erfüllen, sollten wir die notwendigen Tätigkeiten tun wollen, bzw. abwägen ob die Dinge, die wir für unsere Wünsche aufbringen müssen, wirklich in Relation zu unserem Wunsch stehen. Es gibt also auch bei Wünschen gewisse Abstufungen. Beispielsweise würde ich behaupten, dass ein Auto ein dringenderer Wunsch ist, wenn Sie zum Beispiel sehr entlegen wohnen – ob es aber ein teures Auto sein muss, stelle ich in Frage.

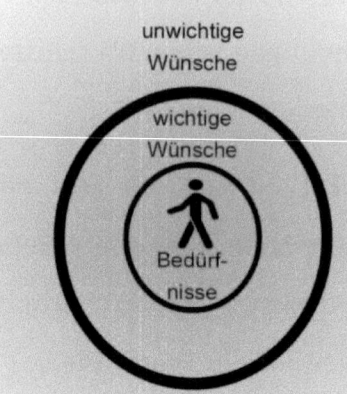

Sie werden sich nun vielleicht fragen, weshalb wir in diesem Bereich gewisse Dinge, irrationaler Weise wichtiger ansehen, als andere Menschen. Weshalb gibt es Menschen, die es ohne weiteres können und es sogar genießen, in einem Tiny-House zu leben und minimalen Besitz zu haben, und weshalb ist dies für Sie vielleicht unvorstellbar?

Dies alles basiert auf unseren Glaubenssätzen, die wir seit unserer Geburt, durch das Verhalten unserer Mitmenschen und unserer Interpretation dieses Verhaltens gelernt haben. Irgendwann hinterfragen wir vielleicht mal diese Glaubenssätze und müssen uns eingestehen, dass diese eigentlich gar nicht zutreffen.

Hierfür kann ich Ihnen auch ein Beispiel aus meinem Leben bringen. Wie Babys, kleine Kinder und größere Kinder so sind, habe ich immer gerne irgendwas gebastelt oder zusammengebaut. Meine Familie sah in mir aber leider immer schon einen kleinen Erwachsenen und bekräftigte mich nicht in meinem Tun, sondern unterstellte mir immer eine gewisse Ungeschicktheit, was Handwerkliches betrifft. Da wir als Kinder – ca. bis zum siebten Lebensjahr – Regeln und Glaubenssätze, die man uns vorbetet, unreflektiert aufnehmen, hatte auch ich irgendwann in mir gespeichert, dass ich ungeschickt im Handwerken bin.

Nun bin ich seit kürzerem in das Haus meiner Familie übersiedelt, welches ich nun alleine bewohne. Wie das bei älteren Häusern und Neuübernahmen so ist, war es notwendig, einige Dinge zu renovieren und auch konstant fallen kleinere Reparaturarbeiten an.

Aus mehreren Gründen, wie die Kosten, die Verfügbarkeit der Handwerker, usw. beschloss ich, vieles selber zu machen und siehe da – ich konnte weit mehr Dinge selbst erledigen, als ich mir selber zugetraut hätte.

Ich würde mich zwar heute nicht als Professionist im handwerklichen Bereich bezeichnen, aber ich bekomme die Dinge, die ich mir zutraue, so zusammen, wie ich will – man benötigt nur Geduld und Liebe zu der Sache die man tut. Man wächst oft mit den Aufgaben, die man sich stellt, wenn man sich selbst nur die Chance dazu gibt.

Genauso ist es auch mit unseren Glaubenssätzen, was wir im Leben alles unbedingt brauchen, was wir müssen und was wir wollen. Was mich zu einem kollektiv, in der westlichen Welt, erlernten Verhalten kommen lässt: Betrachten wir das globale geschichtliche Geschehen auf lange Sicht gesehen, so erkennt man, dass sich der Wohlstand der Menschheit in Zyklen mit einer gewissen Armut abwechselt – meistens waren es große Kriege, sprich der Geiz der Menschen, trotz der den allgemeinen Wohlstand minderte. So wurde auch im letzten Jahrhundert, ein Großteil der westlichen Welt durch die zwei Weltkriege stark gebeutelt. Ich weiß noch aus den Erzählungen meiner Großeltern, dass die gemeine Bevölkerung, nach dem zweiten Weltkrieg wirklich fast nichts mehr hatte – die Armut die hier herrschte, ist für den modernen Menschen der Industrieländer unvorstellbar. Die Städte waren zerbombt, die Familien waren durch die Verluste vieler Ehemänner zerstört und es gab praktisch nichts zu Essen. Die Menschen lernten in dieser Zeit sehr schnell, dass sie mehr haben wollen mussten, um wieder ein annehmbares Leben aufbauen zu können. Die betroffenen Generationen waren fleißig und bauten sehr bald einen akzeptablen Wohlstand auf. Heute ist von dieser Zeit, in den Menschen, nicht mehr viel geblieben, außer einer Sache: Das Verhalten, mehr zu wollen. Nun ist das Paradoxe an der derzeitigen Situation, dass der Wohlstand der westlichen Welt, die gesamte Weltbevölkerung, inkl. der dritten Welt versorgen könnte. Trotzdem wollen die Menschen der Industrieländer immer mehr und mehr materielle Werte horten. Ihnen wurde dieses Verhalten über die letzten Generationen hinweg, von Generation zu Generation weitergegen - einfach über ein angelerntes Verhalten. Mittlerweile ist das Ungleichgewicht so groß geworden, dass die Menschen, die mehr haben wollen, unfair oder stark konkurrenzdenkend handeln müssen, um ihr Vermögen oder ihre materiellen Dinge zu vermehren. Daher wird die Kluft zwischen Arm und Reich immer größer. Die Menschen der westlichen Welt können als, Großteils konsumsüchtig bezeichnet werden und wissen nicht mehr, was sie wirklich im Leben brauchen bzw. haben müssen, oder sie aufgrund diverser selbst auferlegter Zwänge einfach wollen. Dies alles schlägt sich natürlich auf unser berufliches und privates Verhalten im Leben nieder – können wir unser eigenes Verhalten nicht mehr ertragen, so beginnen wir mit gedankenlosen handeln und schön langsam brennen wir aus.

Das extremste Resultat durch die Verwechslung von wollen und müssen ist meines Erachtens die Wahl des Freitodes. Es sind immer wieder prominente, gutverdienende und erfolgreiche Menschen, die diese

Form des Lebensendes wählen – aber warum? Diese Menschen müssten doch, für uns Außenstehende, mit ihrem Leben zufrieden sein. Nun ja, ich persönlich erkläre mir die Probleme dieser Menschen wie folgt: Aufgrund deren Interpretation ihrer Situationen im Leben, haben sie das Gefühl, dass ihr Leben im Mittelpunkt vieler anderer Menschen, zum Zwang wird. Der Erwartungsdruck auf die betroffenen, oft sehr feinfühligen, Menschen wird so hoch, dass sie das Gefühl haben, ihr Leben sei eine einzige Qual – sie müssen alles ertragen. Der Freitod ist, wie das alternative deutsche Wort für Selbstmord, so treffend ausdrückt, die subjektiv empfundene, einzige freie Wahl, die diese Menschen haben. Sie können endlich etwas wollen und müssen es nicht. Dies resultiert jedoch aufgrund eines sehr subjektiven Weltbildes der einzelnen Personen – denn in Wirklichkeit müssten sie nicht so viel im Leben, sie könnten ihr Leben so verändern, dass das freie Wollen wieder mehr in den Mittelpunkt rückt.

Ich rate Ihnen daher auf Entdeckungsreise in ihren eigenen Ansichten zu gehen und Glaubenssätze zu hinterfragen – vielleicht können Sie Sachen aufgeben, die Sie im Leben mehr belasten, als was Sie ihnen bringen. Das Leben und unsere Verpflichtungen werden mit leichtem Gepäck im Leben auch viel leichter – und im Endeffekt kann es sein, dass unser ganzes Leben dadurch leichter wird.

Dieses universelle Gesetz des leichten Gepäcks bringt auch eine Sache mit sich, bzw. macht diese möglich, welche die konventionelle Medizin als eine der ersten Stufen des Burnouts ankreidet – hier gehe ich konträr zur konventionellen Meinung. Das Übernehmen von jeglicher Verantwortung und der eigene Anspruch alles selbst und perfekt machen zu müssen und der daraus entstehende Stress für die betroffene Person. Nun ja, ohne zuerst optimal leichtes Gepäck für sein Leben gepackt zu haben, kann das Verhalten, alle Dinge selbst machen zu wollen, gepaart mit einem übermäßigen Ehrgeiz, durchaus ausbrennen oder sehr belasten. Meines Erachtens ist jedoch die Fähigkeit, seine Bedürfnisse und Wünsche im größten Ausmaß selbst realisieren zu können, einer der wichtigsten Aspekte im Leben eines Menschen, damit er sich selbstbestimmt und frei fühlt. Dies ist eines der späteren Symptome, das die konventionelle Medizin für das Burnout-Syndrom definiert: Der Mensch hat das Gefühl, er kann nicht mehr frei über sich bestimmen. Schaffen wir es also nicht, Verantwortung für unser Leben zu übernehmen, dann kann es wohl eher nur der falsche Weg sein, Verantwortung abzugeben, alles etwas lockerer zu sehen und einfach weniger ehrgeizig zu sein, aber seine Lebenssituation nicht zu verändern.

Warum hat eine Person denn dieses Verhalten erst entwickelt? Entweder weil sie es irgendwo gelernt hat, dass man sich so verhalten muss, um der guten Sitte zu entsprechen, oder weil sie das Verhalten benötigt, um ihr gewähltes Leben aufrecht zu erhalten. Beides sind Gründe, um das Leben zu verändern – macht man dies richtig, ist es danach auch kein Problem mehr, Eigenbestimmtheit, Verantwortung und maximales Engagement für sein eigenes Leben, umzusetzen.

Will ich Veränderung, muss ich mein Verhalten verändern

Sie müssen verstehen: Ihr Verhalten, im großen Kontext, hat Sie zu der jetzigen Lebenssituation gebracht. Wenn sich in ihrem Leben etwas nachhaltig verändern soll, so müssen Sie ihr Verhalten verändern. Wenn Sie gesünder leben wollen, müssen Sie vielleicht mehr Bewegung machen, besser Essen, mehr auf das Gleichgewicht zwischen Belastung und Entspannung in ihrem Leben achten, usw.

Dies sind jedoch alles Dinge, die Sie selbst machen müssen – Sie können sich zwar Hilfe für manche dieser Bereiche holen, jedoch in letzter Konsequenz müssen Sie diese Dinge selbst umsetzen und Ihre Ziele verfolgen.

Sie können beispielsweise im Fitness-Center einen Personal-Trainer nehmen, der Ihnen erklärt wie jede Übung richtig durchgeführt wird, der für Sie Trainingspläne schreibt, für Sie die Wiederholungen mitzählt und

Sie daran erinnert, dass Sie fleißig sein müssen. Solche Personal-Trainer kosten nebenbei eine Stange Geld. Nur gleich, wie viel Geld Sie für diese Sache in die Hand nehmen: Eines müssen Sie selbst tun, damit sich die Übung auszahlt – Sie müssen das Gewicht selbst heben. Also den Kern der Tätigkeit, der eigentlich wichtig ist, müssen Sie schon selbst machen.

Manchmal, wenn Menschen mich mit negativen Dingen in ihrem Leben kontaktieren, dann bringe ich Vorschläge, aufgrund meiner bisherigen Erfahrungen im Leben und meinem Wissen, dass ich angereichert habe, was Sie an ihrem Verhalten verändern könnten, um Ihre Probleme in den Griff zu bekommen. Werden Veränderungsvorschläge kategorisch abgelehnt und habe ich das Gefühl, dass die Menschen nichts zu der Veränderung ihres Problems beitragen wollen, so fällt bei mir oft folgende Metapher, so ähnlich, wie ich sie nun schreibe:

Die aktuelle Situation ist so, dass Sie – liebe Frau / lieber Herr XY – hungrig auf Veränderung sind – sie wollen ein Problem in Ihrem Leben beseitigt haben. Nun haben Sie Hunger und haben im Zuge unseres Gespräches einige potentielle Mahlzeiten von mir vorgesetzt bekommen. Diese stehen nun vor ihnen und irgendwie dürfte Ihnen keine Mahlzeit zusagen – deshalb beginnen Sie nicht zu essen und haben deshalb noch immer Hunger. Sie werden aber Essen müssen um Ihren Hunger zu stillen – sonst wird sich daran nichts verändern. Ich kann

Ihnen zwar Gerichte vorschlagen, sie vielleicht auch noch kochen, aber Essen müssen Sie schon selber. Also würde ich vorschlagen, Sie überlegen sich, was Sie essen wollen, damit ihr Hunger vergeht. Bevor Sie hier nichts gefunden haben, was Ihnen zusagt, sie nicht den Aufwand des Essens betreiben wollen und dies alles Ihren Hunger stillt, wird sich an der Situation in Ihrem Leben nichts verändern.

Oft sind die universellen, zeitlosen Wahrheiten im Leben schmerzhaft, wenn wir darauf hingewiesen werden. Jedoch, habe ich Ihnen vorher schon dargestellt, dass es oft besser ist, sich dann und wann mal mit schwerer Kost herum zu schlagen und dadurch tiefer in das eigene Leben eintauchen zu können, als immer nur leichte Kost und dadurch ein seichtes, unerfülltes Leben zu konsumieren, dass Sie unglücklich und krank macht.

Der biegsame Ast bricht nicht so schnell

Die Überschrift dieses Kapitels geht etwas konträr zu dem Konzept der Resilienz — Widerstand gegen ein Problem leisten — ist es nicht viel besser flexibel mit Schwierigkeiten zu arbeiten und nicht gegen diese anzukämpfen? Hierfür müssen wir akzeptieren, sowohl, dass es Konflikte im Leben einfach gibt, dass andere Menschen Dinge unterschiedlich zu ihnen sehen aber auch, dass wir mit emotionalen

Verhalten darauf reagieren – dies gehört aber eher in den Prozess des Ho'opono, wie wir ihn bereits besprochen haben.

Nehmen wir die Ausführungen der letzten Kapitel und berücksichtigen diese in unserem Leben, indem wir unsere Bedürfnisse und Wünsche abklären und somit unsere Glaubenssätze in diesem Zusammenhang auch adaptieren, so erhalten wir die optimale Flexibilität in unserem Leben. Natürlich müssen wir, wie schon beschrieben, diese neu gewonnenen Möglichkeiten in die Tat umsetzen. Denn nur wenn wir unser Verhalten verändern, so verändert sich etwas an unserem eigenen Zustand – das Schlagwort, das zum Erfolg führt ist leben, nicht gelebt werden. Wieder so eine zeitlose Tatsache – so ein universelles Gesetz: Sie haben die Möglichkeit, Dinge zu verändern – warten Sie nicht auf die Anderen, dass sie etwas für sie tun.

Ich spreche hierbei von Flexibilität leben und bitte nicht davon Unzuverlässigkeit und Unentschlossenheit zu unserem Lebensinhalt zu machen. Korrektheit und Konstanz sind zeitlose und wichtige Eigenschaften für ausgeglichene und starke Menschen, die in der Gesellschaft angenommen werden. Viel mehr meine ich die Tatsache, dass sich Dinge im Leben verändern – äußere Umstände, die wir selbst als Person nicht beeinflussen können, wenn sie gerade geschehen. Hierauf sollten wir flexibel reagieren können. Haben wir nun unseren eigenen Lebensaufwand auf das Optimum reduziert, was wir benötigen, oder sind zumindest mit uns selbst im Reinen, was die Dinge betrifft, die wir ohne weiteres loslassen können, weil sie lose Wünsche und keine wichtigen Bedürfnisse sind, dann haben wir gute Chancen, auf Veränderungen in unserem Leben, flexibel zu reagieren. Natürlich gibt es auch Dinge, für die wir einstehen und für die wir kämpfen müssen, damit wir gerecht zu uns selbst und zu anderen Menschen sein können – diese Werte und universellen Gesetze, für die wir kämpfen sollten, gab es schon vor hunderten von Jahren, und wird es in der gleichen Form in mehreren hundert Jahren noch immer geben – jedoch kämpft der moderne Mensch oft für Dinge, in einem Ausmaß und mit einem Dickkopf sondergleichen, für die es sich gar nicht so zu kämpfen lohnt. Diese Sturheit macht uns Starr in unseren Ansichten – also geistig, aber auch körperlich. Sehen Sie auch die Parallelen zur Lichtschale und zum „zu Stein werden"? Irgendwann, wenn die Veränderungen in unserem Leben zu viel oder zu groß werden und wir gleichzeitig zu fixiert auf unseren Forderungen am Leben beharren – wir also starr und inflexibel sind, dann brechen wir plötzlich zusammen – oder ab, um bei unserer Metapher des Astes zu bleiben. Wir sind dann ausgebrannt (im Burnout), verzweifelt und wissen nicht, was eigentlich mit uns los ist – wir haben uns doch so in unserem Leben bemüht. Ja, das ist völlig richtig

– nur haben wir uns um die wirklich wichtigen Dinge im Leben bemüht, oder uns nur selber unnötig Probleme gemacht?

Sie können es sich zwar wahrscheinlich sicher schon ausmalen, weshalb ich die letzten Seiten die vergangenen Themen behandelt habe, aber lassen Sie es mich trotzdem nochmals auf den Punkt bringen: Schaffen wir es, unser Leben im angemessenen Ausmaß zu gestalten und erschaffen wir uns dadurch die Möglichkeit einer flexiblen Geisteshalten – die wir natürlich dann im Bedarfsfall auch verwenden müssen – so schaffen wir es, mehr Positives in unserem Leben zu sehen, auch wenn Schwierigkeiten auf uns prallen. Wir können dann mit diesen Veränderungen in unserem Leben positiv arbeiten und nicht gegen diese Veränderungen. Dies alles bewirkt, dass Sie leichter eine positive Ausstrahlung an den Tag legen können, was uns wieder bei der Prävention diverser Gesundheitsprobleme hilft.

Ein flexibler Ast bricht einfach nicht so leicht, gleich ob ein Sturm gegen ihn bläst, oder eine dicke Schneedecke auf ihm lastet. Das Stichwort ‚Schneedecke' bringt mich auf eine Beweismöglichkeit des Kapitels über leichtes Gepäck – wenn wir mit offenen Augen durchs Leben gehen, können wir sehr viel von der Natur lernen. Der Winter ist eine harte Jahreszeit – die Zeit der Reduktion. Die Tiere, die nicht in den Süden auswandern können, wie beispielsweise die Zugvögel, haben

Wintervorräte angelegt und schlafen die meiste Zeit, um ihre Kräfte zu sparen. Nun ja, die Bäume haben nun mal nicht einfach die Möglichkeit, sich in einer Höhle zu verkriechen und dort Winterschlaf zu halten – sie sind naturgemäß standhaft und bleiben mit ihrem Stamm als Basis, an der Stelle, wo sie nun mal gewachsen sind. Welche Strategie haben die Bäume, um mit der kalten Jahreszeit und den Schneelasten auf ihren Ästen fertig zu werden? Da die Nadelbäume von sich aus, aus sehr flexiblen Holz bestehen und die Nadeln der Äste, wenig Angriffsfläche bieten, müssen diese Bäume zwischen Sommer und Winter wenig verändern. Sie sind naturgemäß flexibel und angepasst, an die Situationen, die auf sie zukommen. Bei den Laubbäumen ist die saisonale Entwicklung und Anpassung augenscheinlicher – sie reduzieren im Winter ihre Lasten, die sie erhalten müssen, indem sie die Blätter von ihren Ästen abfallen lassen. Durch diese Reduktion bieten sie den Schneelasten ebenfalls wenig Angriffsfläche und auch sie können in der Regel den Winter gut überstehen.

Was können wir Menschen aus dem Verhalten der Bäume lernen?

1. Eine Basis und Standhaftigkeit, vergleichbar mit den Bäumen, ist auch für einen Menschen wichtig. Im Kern, also abseits der besagten Rollen, die wir Menschen in unserem Leben spielen, müssen wir mit uns selbst klar kommen, um in weiterer Folge mit

unserem Umfeld klarkommen zu können. Unser Stamm darf also ruhig widerstandsfähig und unerbittlich sein – der Rest ist Flexibilität.

2. Auch für den Menschen gilt: Wenn sinnbildlich gesprochen harte und kalte Zeiten auf uns zukommen, dann tun wir gut daran, zu reduzieren und uns zu überlegen, was wirklich Relevanz für unser Überleben hat. So bleiben auch wir Menschen flexibel und können uns so durch dunkle Phasen unseres Lebens kämpfen. Sobald der ‚Frühling‘ wieder aufkommt und wir die Chance haben, dass wir uns wieder entfalten, weil die Zeiten besser sind – ja, auch dann können wir es wie die Bäume halten und wieder ‚Blätter‘ und mehr Lasten zu unserem Vergnügen auf uns nehmen. Die Bäume haben dieses Prinzip verstanden – oder haben Sie schon jemals einen Laubbaum gesehen, der sich verweigert, seine Blätter wegen des bevorstehenden Winters zu verlieren? Nein! Aber wir Menschen glauben trotz schwerer Zeiten, die vielleicht auf uns zukommen, dass wir uns trotzdem an alle Dinge im Leben klammern müssen – gleich ob überlebensnotwendig, oder luxuriöser Schnickschnack.

Der stete Tropfen höhlt den Stein

Im vorigen Kapitel habe ich Ihnen erläutert, dass geistige Flexibilität eine der wichtigsten Eigenschaften des gesundheitsbewussten Menschen ist

– Willen, Durchhaltevermögen und Beständigkeit sind aber auch, mindestens genauso wichtige Tugenden. Wie lassen sich diese Gegensätze miteinander vereinbaren?

Wenn ich als Ziel meine langfristige Gesundheit habe, dann habe ich hier als Ziel keinen Zustand, sondern einen Prozess – hierfür muss ich auch beständig und andauernd an der Erreichung dieses Zieles arbeiten. Nur das „Wie" kann situationsbedingt variieren. Ich muss flexibel auf die Anforderungen, die mir das Leben und auch meine eigene Individualität stellt, reagieren – es gibt hierfür kein standardisiertes Schema oder Verhalten, welches immer zutreffend ist. Der eine Mensch ist mental stark, positiv und unerschütterlich, hat aber immer wieder mit Gewichtsproblemen zu kämpfen. Die andere Person ist vielleicht gertenschlank, dafür aber pessimistisch und mental leicht aus dem Gleichgewicht zu bringen. Diese Menschen müssen auf verschiedene Art und Weise, Gesundheitspflege betreiben. Auch ein und dieselbe Person kann in einer Phase ihres Lebens mehr von der mentalen Seite und in einer anderen Phase ihres Lebens mehr von der körperlichen Seite, an ihrer Gesundheit arbeiten müssen.

Sie können mich nun zurecht fragen, was dann der Fixpunkt in einem Leben jedes Menschen sein sollte, wenn ich mir doch im vorigen Kapitel den Vergleich mit einem Baum und seinem Stamm als Fixpunkt in seinem Leben, erlaubt habe und ich behauptete, dass auch Menschen, so einen Fixpunkt haben sollten.

Diese Fixpunkte gibt es für jeden Menschen und sie sind auch für jeden Menschen sehr ähnlich, wenn nicht sogar gleich – es sind universelle Regeln und Gesetze, die ich im Laufe dieses Buches bereits öfters angesprochen habe. Diese gelten abseits jeglicher Rollen, die wir in unserem Leben spielen. Sie sind seit Jahrhunderten vorhanden, und werden auch noch lange Zeit, Gültigkeit haben, egal wie sich die Menschheit weiterentwickeln wird – wie der Stamm einer alten Eiche stehen sie stabil, gleich wie sich ihr Umfeld verändert. Es gibt auf dieser Welt nur eine Hand voll dieser grundlegenden Spielregeln, wie man zusammen mit seinen Mitmenschen gut durchs Leben schreiten kann und diese Form des guten Lebens hat ein gesundes Leben zur Folge. Sie zielen in erster Linie darauf ab, dass jede Person mit sich selbst und mit anderen Menschen korrekt, respektvoll und wertschätzend umgehen soll – daraus ergibt sich ein gewisser Lebensstil, der eine positive Ausstrahlung als Nebeneffekt hat. Einen Großteil der Regeln können Sie sich aus den Inhalten dieses Buches ableiten.

Es braucht also, abseits des rationalen Wirrwarrs an Gesetzen und Regeln, die uns die moderne Welt auferlegt, sozusagen nur einen kleinen Tropfen anstelle eines Wasserfalls, den wir konstant beachten müssen – so wie die Überschrift dieses Kapitels schon sagt: Nur der stete Tropfen, höhlt den Stein.

Die objektive Realität ist ein unkreatives Konzept

Wie ich im vorigen Kapitel erläutert habe, tut es sowohl der mentalen als auch körperlichen Gesundheit eines Menschen gut, wenn dieser eine flexible Lebenseinstellung besitzt.

Nun ist aber der normal westlich erzogene und eingestellte Mensch von dem Glaubenssatz durchdrungen, dass es eine Realität im Leben gibt, die objektiv für alle Menschen gilt. Diese Ansicht ist jedoch bei genauerer Betrachtung völlig absurd – jeder Mensch sieht das gleiche Ding, auf das er zusammen mit einem anderen Menschen blickt, doch anders als sein Nachbar. Jeder Mensch legt, aufgrund seines bisher geprägten Lebens, andere Schwerpunkte in seine Betrachtung.

Diese völlig falsche Singularität legt der Mensch auch bei der Erarbeitung von Lösungswegen, im Zuge von schwierigen Situationen in seinem Leben, an den Tag. Dem westlich rational denkenden Menschen wurde nur zu oft beigebracht, dass er auf seinem Standpunkt und seinem Lösungsweg beharren soll – dies zeugt von Härte, Stärke und Durchhaltevermögen, glaubt man zumindest.

Durchhaltevermögen und Vertrauen in das eigene Können sind durchaus wichtige Eigenschaften für einen Menschen, der erfolgreich und gesund durchs Leben schreiten will. Schlägt dies jedoch in unbegründete Sturheit und unfairen Egoismus, gepaart mit negativen Emotionen um, so haben wir die häufig anzutreffende Kehrseite der Medaille. Härte bewahren bedeutet in Wirklichkeit oft gegen ein Problem zu arbeiten und nicht mit einem Problem, um schneller eine Lösung zu finden.

Auch dieses Verhalten drängt unser Dasein in die Richtung der harten und starren Persönlichkeit, die es zu vermeiden gilt, da diese Persönlichkeit keine wahre, positive Ausstrahlung besitzt, die wir als Prävention vor Krankheiten benötigen.

Wirklich gut agierende Menschen haben zwar einen starken Willen, Dinge, die sie wirklich wollen auch zu bekommen, jedoch zu fairen Mitteln und wenn sie sehen, dass ihr bisher eingeschlagener Weg zum Ziel doch nicht der Richtige ist, können sie sich dies eingestehen, vor anderen, Fehler zugeben und einen anderen Weg, auf kreative Art und Weise, finden. Dies ist ein Verhalten, dass förderlich für unsere positive Ausstrahlung ist. Es geht also in Wirklichkeit nicht immer um das ‚Wie‘ in Form des Weges – also welchen Weg man zum Ziel wählt – sondern es geht viel öfter um die Tatsache, mit welcher Liebe, welchem Interesse und welcher Leidenschaft ein Weg zum Ziel verfolgt wird. Hat man diese Aspekte auf seinem aktuellen Weg, bestmöglich eingebracht, so kann man sich auch eingestehen, wenn ein Weg einfach mal falsch war – man hat die richtigen Dinge für die Erreichung des Ziels gegeben und muss nun eine andere Abzweigung in Richtung Ziel nehmen, da man einfach in eine Sackgasse gelaufen ist.

Die Veränderungen aufgrund der Ausstrahlung

Nun, nach den letzten, eher kritisch geschriebenen Kapiteln, wollen wir nun wieder positiver werden. Diskutieren wir zusammen die positiven Veränderungen aufgrund einer positiven Ausstrahlung.

Besserer Gesundheitszustand:

Bedenken Sie bitte, zu aller erst, dass die Trennung von Körper und Geist eine Illusion ist. Sie haben die Möglichkeit, mit Hilfe der Übungen und Ansichten aus diesem Buch, kontinuierlich etwas für Ihre mentale Gesundheit zu tun, sodass Krankheitsbilder wie das Burnout-Syndrom wahrscheinlich nicht entstehen können. Nebeneffekt ist, dass Sie einerseits positive Auswirkungen auf Ihre körperliche Gesundheit bemerken werden, andererseits auch feinfühliger dafür werden, was Ihnen allgemein in Ihrem Leben gut tut, und was nicht.

Bessere Eigenwahrnehmung:

Mit der Zeit und kontinuierlicher Arbeit mit den Übungen aus diesem Buch, werden Sie sich selbst besser kennen lernen. Sie werden wieder mehr Gefühl dafür bekommen, wie Sie in manchen Situationen reagieren und welches Verhalten von Ihnen, eigentlich mehr schädlich ist, als was es Ihnen bringt. Mit der Zeit werden Sie bei vielen Ihrer Verhaltensmuster frühzeitig erkennen, in welches, gewohntes, negatives Verhalten, sie in Ihrer momentanen Rolle gerade hineinrutschen. Beschäftigen Sie sich mit diesen Verhaltensmustern und hinterfragen Sie ihre Beweggründe, werden Sie bald Strategien dafür entwickeln können, sich im Frühstadium eines solchen Verhaltens, selbst auszubremsen und wieder in eine positive Richtung zu steuern.

Bessere Einschätzung von anderen Menschen:

Gleichermaßen, wie Sie sich selbst besser kennenlernen werden, ist es gut möglich, dass Ihnen andere Menschen, mit ihrem Verhalten, nicht mehr so unverständlich vorkommen werden. Einerseits werden Sie toleranter, da sie nicht mehr so oft mit negativen Emotionen auf potentielle Konflikte reagieren – das Ausbleiben von negativen Emotionen hat den Vorteil, dass Sie schneller und konstruktiver an Lösungen, für die aktuelle Situation arbeiten können. Andererseits werden Ihre Antennen für andere Menschen und deren tatsächliche Beweggründe für deren Verhalten, besser ausgebildet. Es ist gut möglich, je nachdem wie sehr Sie daran interessiert sind, dass Sie Menschen wahnsinnig gut lesen werden können. Hierdurch reduzieren sich unangenehme Überraschungen und Konflikte um ein Vielfaches – Sie wissen mit der Zeit relativ zielsicher, mit welcher Person Sie Pferde stehlen können und welche Person eigentlich nur Ihre bereits gesammelten Pferde stehlen will.

Bessere Wirkung auf andere Menschen:

Wie ich Ihnen bereits im Laufe dieses Buches dargestellt habe, gehen andere Menschen eher mit Ihnen in Resonanz – also arbeiten mit Ihnen, an Ihren Zielen, als gegen Sie – wenn Sie eine positive Ausstrahlung haben. Ich will Sie an dieser Stelle aber auch daran erinnern, dass ich hier von der wahren, positiven Ausstrahlung spreche. Die besprochene geschauspielerte positive Ausstrahlung, die nur zu egoistischen Zwecken genutzt wird, wird nur allzu oft, früher oder später, entlarvt und oft zahlt man dann sozusagen, seine unkorrekten Taten, mehrfach zurück. Andererseits hilft Ihnen die gespielte positive Ausstrahlung überhaupt nicht bei Ihren eigenen gesundheitlichen Zielen. Ihr Leben mit Ihnen selbst und mit Ihren Mitmenschen wird in Summe harmonischer und daher für alle Beteiligten besser.

Vergessen Sie bitte in all diesen Zusammenhängen nicht, dass Sie kontinuierlich an Ihrer Gesundheit, mit der Hilfe ihrer positiven

Ausstrahlung, arbeiten müssen, wenn Sie einen guten Effekt haben wollen – dies ist wie ein tägliches Gesundheits-Sport-Training für Sie. Gesundheit und Krankheit ist ein Prozess, genauso wie im Gesundheits-Krankheits-Kontinuum der Salutogenese beschrieben.

Ein schöner und bekannter Leitsatz in diesem Kontext ist:

Investiere für lange Zeit ein wenig in Deine Gesundheit, sondern investierst Du irgendwann kurz sehr viel in Deine Krankheit!

Ein paar Worte über den Einband

Abschließend, bevor ich zum letzten Kapitel dieses Buches – der Danksagung – komme, will ich Ihnen kurz meine Beweggründe für den Einband dieses Buches schildern. Betrachten Sie das Titelblatt dieses Buches, so wird Ihnen sicherlich auffallen, dass es einerseits sehr schlicht gehalten ist, andererseits auch die grundlegende Farbwahl Schwarz, auf den ersten Blick, eher konträr zum Inhalt dieses Buches – das Ziel einer positiven und strahlenden Lebensführung – ist.

Jedoch sind Dinge im Leben oft nicht so, wie sie auf den ersten Blick erscheinen: Betrachten Sie bitte einmal kurz den hellen, strahlenden Kreis in der Mitte des Deckblattes. Könnten Sie dessen Kontrast zum schwarzen Untergrund genauso stark wahrnehmen, wenn die

Hintergrundfarbe beispielsweise ein helles Pastellgelb wäre? Nein, natürlich nicht.

Nun, was will ich Ihnen nun schon wieder mit dieser kleinen Geschichte erklären? Das Leben besteht aus Dualitäten – in Wirklichkeit kann es keine guten Zeiten im Leben geben, wenn es nicht auch schlechte Zeiten gäbe. Woher würden Sie denn sonst wissen, dass Sie gerade eine gute Zeit durchleben, wenn Sie keine Referenz für einen Vergleich hätten? Ich persönlich schätze sowohl gute als auch schlechte Phasen im Leben – denn würde ich die schlechten Phasen nicht mit Respekt wahrnehmen, so könnte ich auch die guten Phasen nicht wertschätzen. Gleich ist es mit unserer Ausstrahlung – wenn in unserem Leben gerade alles gut läuft, dann ist es nicht schwer, eine positive und starke Ausstrahlung zu haben. Aber wenn in unserem Leben einmal dunkele, schwarze Wolken aufziehen – zum Beispiel wir verlieren geliebte Menschen, oder haben existenzielle Probleme – ja, genau dann ist es die Meisterschaft, eine bestmöglich starke und positive Ausstrahlung zu bewahren, oder diese sobald wie möglich wieder zu erlangen. Auch genau dann, werden wir von anderen Menschen als positiv und lebensbejahend wahrgenommen und unsere Mitmenschen gehen in Resonanz mit uns, bzw. unterstützen uns. Wir Menschen haben sowohl positive, als auch negative Aspekte in uns – wir können sowohl gut oder böse sein in unserem Leben. Es ist unsere eigene, freie Wahl, wie wir unser Leben bestreiten wollen. Einzig und alleine mit den Konsequenzen aus unserer Wahl müssen wir am Ende selbst leben können.

Nur in der dunkelsten Nacht, kann ein Licht wirklich hell erscheinen, oder wie es Carl Gustav Jung zu sagen pflegte:

Jeder Baum, der es schaffen will bis in den Himmel zu wachsen, so sagt man, muss seine Wurzeln bis in die Hölle erstrecken.

Wie bereits zuvor erklärt, ist es hilfreich, simpel und reduktionistisch zu denken, wenn man gut durch schwere Zeiten kommen will. Auch dies will ich Ihnen mit dem simplen Einband dieses Buches zeigen – es ist nicht notwendig ein raffiniertes Design auf dem Einband zu haben, um einen guten Inhalt in einem Buch zu erschaffen – vergessen Sie nicht: Nicht alles was glänzt, ist Gold!

Akzeptieren Sie also auch ihre schlechten Tage, und machen Sie in jedem Moment ihres Lebens, das Beste daraus – dann werden Sie vielleicht innerlich hoch wachsen können.

Oder sehen Sie es vielleicht so ähnlich, wie ich: Dunkle Zeiten im Leben sind eine Herausforderung, besonders wirksam strahlen zu können.

Danksagung

Hingegen der klassischen Danksagung, in der man einer ganzen Reihe von Menschen dankt, möchte ich es in diesem Buch etwas anders halten, da ich die Idee zu diesem Buch, durch die Gespräche mit nur einer Person alleine – Jennifer Lee – hatte. Daher möchte ich, ihr an dieser Stelle ganz herzlich danken, dass Sie für mich die Initialzündung für dieses Buch war.

Maholo nui loa, liebe Jenny 😊

Diese eng gefasste Danksagung soll natürlich nicht bedeuten, dass mir alle meine weiteren Weggefährten durch mein Leben unwichtig sind – Euch ist aber bereits mehrfach in meinen anderen Büchern gedankt worden und dieser Dank soll daher zwar nicht ausbleiben, aber eben nur leise mitklingen.

Markus Hitzler, MBA

Wien, Dezember 2017

Kontakt

Wollen Sie Kontakt mit mir aufnehmen, oder wollen Sie über meine weiteren Bücher erfahren, besuchen Sie mich auf

www.huna-touch.com!

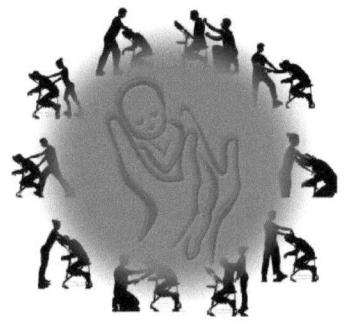

Ich biete Kurse und Workshops zu allen meinen Büchern an – sowohl für Laien als auch für Therapeuten, die eine Ausbildung absolvieren wollen.

Bildnachweise

Kapitel „Burnout aus komplementärer Körper-Geist-Philosophie": © fotolia, Bearbeitung Markus Hitzler

Kapitel „Unsere Strahlung erhöhen – der Ho'opono-Prozess": © Markus Hitzler

Kapitel „Die tägliche Praxis – Ausstrahlung leben": © fotolia

Kapitel „Leichtes Gepäck macht das Leben leichter": © Markus Hitzler

Kapitel „Kontakt": © fotolia, Bearbeitung Markus Hitzler

Literaturverzeichnis

- Antonovsky Aaron / Salutogenese – zur Entmystifizierung der Gesundheit / DGVT-Verlag, 1997

- www.gesundheit.gv.at (Stand: 10.12.17)

- Koko Willis, Pali Jae Lee / Tales from the night rainbow / 2005

- Lipton Bruce / Intelligente Zellen – wie Erfahrungen unsere Gene steuern / Koha-Verlag, 2016

- Pert Candace B. /Moleküle der Gefühle: Körper, Geist und Emotionen / rororo-Verlag, 2001